TRINITY

Über die Autorin

Birgit Feliz Carrasco ist Heilpraktikerin, Lebensberaterin, Yogalehrerin und Autorin zahlreicher erfolgreicher Bücher zu Themen wie Yoga, Meditation, Spiritualität, Mondwissen und Chakra-Energie. In ihrer eigenen Yogaschule in München bildet sie Yogalehrer aus und hält Workshops und Vorträge wo immer ihr Wissen gefragt ist.
Mehr Informationen unter www.birgitfelizcarrasco.com

Birgit Feliz Carrasco

CHAKRA MEDITATION

Die feinstofflichen Kräfte von Körper, Geist und Seele nutzen

TRINITY

Umschlaggestaltung: Guter Punkt, München
Satz: BuchHaus Robert Gigler, München
Druck und Bindung: Pustet, Regensburg
ISBN 978-3-941837-97-3

www.trinity-verlag.de

Für meine Freundinnen, die mich mit
ihren Erkenntnissen und in unseren Gesprächen
immer wieder inspirieren.

Inhalt

Vorwort

Energiearbeit ist mir wichtig, denn Energie ist Leben.

Seit Erscheinen meines Buches *Chakra Yoga* im Jahr 2006 habe ich mich immer intensiver mit diesen Energiezentren des Körpers im Speziellen und der Welt der Feinstofflichkeit im Allgemeinen befasst und viele Erfahrungen dazu gesammelt. Meine persönliche Wahrnehmung des Feinstofflichen hat sich über die Jahre verfeinert, ist reichhaltiger und durchdringender geworden. Sie wirkt sich inzwischen nicht mehr nur auf meine Yoga-Arbeit aus, sondern beeinflusst meinen ganzen Lebensstil.

Mein Leben wurde viel intensiver und auch innerlich reicher, seit ich gelernt habe, die unerschöpfliche Energiequelle der Feinstofflichkeit anzuzapfen, beispielsweise, wenn ich müde oder krank bin, wenn ich nach neuen Ideen oder nach dem Verständnis komplexer Zusammenhänge suche, wenn ich einfach auftanken und mich von den Wirren der Welt abgrenzen will. Ich kann jedem, der auf der Suche nach Ganzheitlichkeit und Selbstfindung ist, nur raten, sich intensiv mit den Themen Chakras und feinstoffliche Energie zu befassen. Chakra-Arbeit ist die Basis aller Bewusstseinsarbeit, denn wir werden unsere alten Denkstrukturen beibehalten, solange wir unsere Grenzen nicht erweitern und unser Denken in weitere

Bahnen lenken, als es bei einer rein grobstofflichen Wahrnehmung und körperlichen Ausrichtung der Fall ist.

Näher betrachtet sind wir gespaltete Wesen. Wir befinden uns im Spannungsfeld zwischen fühlbarem, sichtbarem und wahrnehmbarem Leben und hinterlassen dabei deutliche Spuren auf der Erde. Einerseits arbeiten wir, fahren Auto, bauen Häuser, produzieren und konsumieren, essen und trinken. Andererseits fragen wir uns, wer wir sind, woher wir kommen, wer oder was uns geschaffen hat und welche Aufgabe wir in diesem Leben zu erfüllen haben, und zwar jenseits der materiellen Fußabdrücke, die wir auf der Erdkruste verursachen.

Sind wir wirklich getrennt von diesem überdimensionalen, unendlichen Weltraum, von dem wir mit bloßem Auge oder mit Hilfe eines Teleskops nur einen winzigen Blick erhaschen können? Die Faszination Weltall äußert sich nicht nur in den Forschungen der Astrophysiker und in Science-Fiction-Romanen und -Filmen, sondern auch tief in den Herzen der Menschen. In den Weiten des Universums liegen so viel schöpferische Kraft und Energie, die wir weder mit dem Auge noch mit Satelliten erfassen können, weil wir dem dualen Denken und Handeln verhaftet sind.

»Hier bin ich, hier ist mein Körper, und dort ist das große weite Universum voll von nichts.« Dieses dualistische Denken führt dazu, dass sich der Mensch beim Anblick des Himmels so entzweit fühlt, dass er fast daran verzweifelt. Man empfindet sich als schlichtweg getrennt von dem, was augenscheinlich die überwiegende Masse der Existenz ausmacht: das dunkle Weltall – voll von nichts.

Dem ist aber nicht so. Da draußen ist nicht das »große Nichts«, sondern das »große Etwas«. Da draußen ist die größte Energiequelle, aus der das Leben entsteht. Es ist die Schöpfung selbst, die diese Energiequelle zur Verfügung stellt, kostenlos und unbegrenzt. Jetzt, im neuen Zeitalter der Offenheit und wachsenden Spiritualität ist es wahrlich an der Zeit, mehr aus dieser Energiequelle zu erfahren, für unser persönliches Wohl und unsere spirituelle Weiterentwicklung aus ihr zu schöpfen. Alles ist da. Wir müssen nur danach greifen. Wie das geht, zeigt Ihnen das vorliegende Buch anhand zahlreicher Meditationsübungen. Lassen Sie sich von der Welt der Feinstofflichkeit und der energetischen Kraft faszinieren.

Ihre Birgit Feliz Carrasco

1 Energie – die Ewigkeit des Universums

Als Mensch ist man geneigt, das Leben lediglich als Kombination aus vitalem Körper und individuellem Lebensstil zu definieren, zu dem Arbeit und Lohn, Haus, Hab und Gut sowie soziale Kontakte gehören. Dies ist aber nur die sehr begrenzte Beschreibung des Lebens aus Sicht eines Erdenbewohners. Unter günstigen Umständen werden noch Flora und Fauna ergänzt und manchmal macht man sich vielleicht auch Gedanken über den gesamten Planeten Erde. Ab und an schweift der Blick zum Himmel. Dann staunt man angesichts der vielen funkelnden Sterne in jenem dunklen Raum, den wir als Universum bezeichnen. Bei diesem Anblick fühlt man sich kurzzeitig nichtig und klein – bis das Handy klingelt und all die wichtigen Dinge zu erledigen sind, um die der Anrufer so dringend bittet.

Der Mensch und das Universum sind zwei Dimensionen, die sich nicht leicht in eine gedankliche Einheit bringen lassen, obwohl der Mensch ein Teil des Ganzen ist. Der Begriff Universum setzt sich aus den lateinischen Worten *unus* und *versus* zusammen, was »in eins gekehrt« bedeutet. Die Zusammensetzung dieser Worte macht deutlich, wie wenig der Mensch fähig ist, multidimensional und nichtstofflich zu denken, denn das Universum muss irgendwie eins sein – etwas Bestimmtes, etwas Fassbares. Könnten wir die Weite des

Weltalls, des Universums oder der Multiversen visualisieren und realisieren, wäre es uns möglich zu erkennen und zu verstehen, wie wenig in diesem Weltall wirklich stofflich und real ist und tatsächlich »angefasst« werden kann.

Der geringste Teil dessen, was wir beim Anblick des Sternenhimmels sehen, und auch dessen, was Astrophysiker wahrnehmen, ist grobstofflich, materiell und greifbar. Weniger als ein Prozent davon ist grobstoffliche Materie. Der Rest des Universums ist pure Energie – feinstoffliche, nicht sichtbare und nicht greifbare Energie.

Wir leben in einem großen, unbekannten Raum ohne Begrenzung, der aus purer Energie besteht. Astrophysiker sind unweigerlich auch Philosophen, ebenso wie wir gewöhnlichen Menschen beim Anblick des Sternenhimmels unweigerlich zu Philosophen werden. Die unendliche, nicht erforschte Weite des Weltalls mit allen Farben und Formen des Daseins in diesem Kosmos, von dem wir noch nicht einmal wissen, wo er anfängt, wo er aufhört oder ob er überhaupt aufhört, kann man nur als göttliche Schöpfung bezeichnen. Die Welt ist ein unendliches Meer aus nicht greifbarer Energie.

Jeder Ausdruck des Lebens und sämtlicher Lebensformen in diesem Weltall, das größtenteils aus nicht sichtbarer Energie besteht, ist folglich ebenfalls Energie: feinstoffliche, nicht sichtbare, nicht greifbare Energie. Auch auf dem Planeten Erde, der inmitten von Myriaden von Galaxien und innerhalb eines uns bekannten Sonnensystems seine Bahnen zieht, dort, wo Menschen leben und ihr materielles Hab und Gut so wichtig nehmen, ist jeder Ausdruck des wirklichen Lebens tatsächlich nichts anderes als Energie: nicht sichtbare, nicht greifbare, feinstoffliche Energie.

Und doch befasst sich der Mensch so gern mit materiellen Dingen, denn im Laufe der Evolution hat er gelernt, Materie zu gestalten, zu formen und für sich zu nutzen. Infolgedessen fällt es ihm schwer, sich vorzustellen, dass der Weltraum, das Leben und der menschliche Körper selbst nichts anderes sind als Energie. Der Organismus formt sich mit Hilfe einer grobstofflichen Masse, und doch ist er nichts anderes als ein feinstoffliches Energiefeld. Analog zu den Weiten des Weltalls ist der sichtbare Teil des menschlichen Körpers der geringste Teil dessen, was die humane Existenz ausmacht.

Die feinstoffliche Energie wird zur Materie

Die Wissenschaft ist bemüht, die Vorgänge auf und in den Sternen zu erläutern, und sie kann dies innerhalb eines gewissen Rahmens durchaus leisten. Dabei erklären Wissenschaftler die kreierende, produzierende Energie mit mehr oder weniger nachweisbaren Theorien über Atome, Quanten, Strings und seit Neuestem mit dem Higgs-Bosom, dem sogenannten X-Teilchen, mit dem im Sommer 2012 erstmals nachgewiesen werden konnte, dass Energie Schwingung ist. Im Sommer noch hielt man das entdeckte Higgs-Teilchen für einzigartig, doch bereits im Dezember 2012 meldete das Forscherteam aus Cern, ein zweites X-Teilchen gefunden zu haben, das nicht mit dem erstem identisch sei. Damit kommen die Wissenschaftler dem, was der Kern der Chakra-Lehre ist, ein Stück näher: Feinstoffliche Energie ist Schwingung, und Schwingung ist das, was Materie entstehen lässt.

Anhand der Sonne kann man den Zusammenhang zwischen Materie und Feinstofflichkeit nachvollziehbar veranschaulichen. Unsere Sonne – eine von Myriaden von Sonnen im Universum – besteht aus diversen metallischen Molekülen und Gasen, die in einem unvorstellbar langen Zeitraums miteinander reagieren, explodieren und verbrennen. So wird das für unser Auge sichtbare Licht der Sonne erzeugt. Dieses Licht unserer Sonne ist in Form von Energie und Wärme auf der Erde mess- und spürbar. Aus den materiellen Elementen der Sonne transformieren sich feinstoffliches Licht und Wärme, die wiederum dazu beitragen, licht- und wärmeabhängiges Leben auf der Erde entstehen zu lassen, das aus grobstofflicher Materie besteht. Das Leben ist ein beständiger Transformationskreislauf vom Feinstofflichen zum Grobstofflichen zum Feinstofflichen und so weiter bis in alle Ewigkeit.

Außer den messbaren Energien der Sonnen gibt es im Universum noch andere Energieformen, von denen man bisher weder weiß, was sie bewirken, noch, woher genau sie stammen. So ist das Weltall beispielsweise von unsichtbaren Schwarzen Löchern durchwebt, die vermutlich viel, viel zahlreicher vorhanden sind als alle sichtbaren Sterne. Schwarze Löcher sind Zusammenballungen unvorstellbar kompakter Energie, die ganze Galaxien verschwinden lassen kann. Aber vielleicht sind Schwarze Löcher einfach nur ein Teil des gesamten Schöpfungsprozesses, in dem die Dinge kommen und gehen – in zyklischen Abständen entstehen und transformiert werden. Die Sterne sind sichtbar, aber so viele Elemente des Weltalls sind nicht sichtbar, und dennoch existieren sie in diesem leeren, weiten Raum des Kosmos.

Auch diverse energetische Transformationsprozesse können wir auf dem Planeten Erde wahrnehmen. Wir sehen beispielsweise, dass das wärmende Licht der Sonne sämtlichen licht-, sprich energieabhängigen Lebensformen das Dasein auf der Erde ermöglicht (und wissen, dass dies auch auf anderen Planeten, die andere Sonnen in optimaler Distanz umkreisen, möglich ist). Die Erde wiederum besteht aus einer Zusammenballung von Atomen, die zu einer greifbaren Masse – Erde, Gestein, Feuer in Form von Lava, Wasser und so weiter – werden und deren einzelne subatomare Teilchen nichts anderes sind als Energie. Auf der Erdoberfläche wachsen Pflanzen, etwa Bäume, die sich vermehren. Ein Teil des Baumes verholzt. Holz ist sicht- und greifbare grobstoffliche Materie, die aus feinstofflichem Licht entstanden ist. Das grobstoffliche Holz kann verbrannt werden und verwandelt sich so wiederum in die Energie des Feuers, also in Wärme und Licht. Diese Feuerenergie dient dazu, den Körper zu wärmen. Ohne sie wäre menschliches Leben in den kälteren Klimazonen der Erde überhaupt nicht möglich.

Der Mensch ist feinstoffliche Energie

Die Entwicklung der menschlichen Zivilisation basiert auf Fortbewegung und technischem Fortschritt. All dies wurde und wird letztlich erst durch die Verbrennung grobstofflicher Materie wie Holz, Kohle, Erdöl oder Gas möglich. Mensch und Maschine können sich erst in Bewegung setzen, wenn Materielles in feinstoffliche Energie zurückverwandelt wird. Der Mensch selbst vermag grobstoffliche Nahrung soweit aufzuspalten, dass der Organismus sie in feinstoffliche Energie verwandeln kann.

Der für unser Leben auf der Erde unabdingbare Sauerstoff ist ebenfalls das Resultat eines Transformationsprozesses, bei dem Grobstoffliches zu Feinstofflichem wird. Sämtliche Vorgänge im menschlichen Organismus sind abhängig von der Fotosynthese der grünen Pflanzen, in deren Verlauf diese Kohlendioxid aufnehmen und mit Hilfe von Sonnenenergie in Sauerstoff verwandeln, um anderen Lebewesen ein Leben durch Sauerstoffatmung zu ermöglichen. Pflanzen gehören, wie alles andere auf der Erde und im Kosmos, zum Energiefeld des ewigen Lebens, denn nichts ist ohne Leben, kein Stein, kein Wassertropfen und kein Sandkorn. Bei allem, was auf der Erde und im Weltall existiert, handelt es sich um feinstoffliche Energie, die sich immer wieder transformiert und erneuert, die immer neue Formen annimmt. Nichts, rein gar nichts geht in der Ewigkeit des Universums verloren. Alles kehrt irgendwann in anderer Form wieder und ist Teil eines ewig währenden Kreislaufs.

Das multidimensionale Denken

Der Mensch hat bisher nur einen winzigen Teil von all dem gesehen und verstanden. Wie würden wir Menschen handeln, wenn jeder von uns wirklich begreifen könnte, was feinstoffliche Energie ist und wie wir sie für uns nutzen können? Was sind die Verbindungsstellen zwischen grobstofflicher Materie und feinstofflicher, nimmer versiegbarer Energie des Universums oder gar der Schöpfung an sich? Was müssten wir tun, um das große Ganze zu begreifen und zu nutzen?

Nun, zuallererst müssen wir von unseren bisherigen, reichlich eindimensionalen und rein materiellen Vorstellungen ablassen. Selbst das dreidimensionale, räumliche Denken, erweitert um die vierte Dimension der Zeit, reicht nicht aus für das, was die Welt der Feinstofflichkeit bedeutet. Diese Zusammenhänge sind nur durch multidimensionales Denken zu erfassen. In der Regel ist das menschliche Gehirn verstärkt in der Lage, neue Zusammenhänge zu begreifen oder Erkenntnisse aufzunehmen, wenn sie uns persönlich betreffen, also körperlich spürbar und erfahrbar sind. Mit dem eigenen Körper und der individuellen Existenz ist eine multidimensionale Erfahrung durchaus möglich, denn der menschliche Organismus ist das verbindende Element zwischen grobstofflicher Materie und feinstofflicher Energie.

Die moderne Wissenschaft kann den Teil des Transformationsprozesses von Energie und Materie, der unseren Körper betrifft, weitgehend erklären. Sie vermag verständlich zu machen, wie der menschlichen Körper als materielle Masse funktioniert und was der Organismus braucht, um leben, agieren oder auf der grobstofflichen Ebene repariert werden zu können. Die Wissenschaft weiß, wie die Nahrung im Körper in Energie verwandelt wird. Sie weiß auch, wie die Kraft, die es uns ermöglicht zu gehen, zu stehen und zu arbeiten, im Körper entsteht. Aber warum sich Zellen teilen, warum das Herz schlägt (nicht wie es schlägt, sondern warum), warum der Körper fähig ist, neue Zellen zu produzieren und sich damit ständig selbst neu zu erschaffen und beispielsweise eine Schnittwunde zu verschließen und heilen zu lassen, kann die Wissenschaft bislang nicht erklären. Um zu erklären, was für jeden sichtbar ist und was jeder von uns schon oft am eigenen Körper erlebt hat, ist multidimensionales Denken erforderlich, denn die Basis all dieser in den Zellen ablaufenden Vorgänge ist die Existenz und Nutzung von Energie – die Nutzung feinstofflicher, lebendig machender, schöpferischer Energie. Diese feinstoffliche Energie ist überall vorhanden: im Körper, auf der Erde und im Kosmos. Die Frage bleibt, ob diese feinstoffliche Energie, die zwar nicht sichtbar, aber etwa bei der Heilung einer Wunde durchaus spürbar vorhanden ist, unerschöpflich ist oder doch endlich.

Alle Emotionen sind feinstofflich

Der Mensch besteht – wie Tiere und Pflanzen auch – aus einem grobstofflichen Körper und feinstofflicher Materie. Was den Menschen aber vermutlich von anderen Lebensformen auf der Erde unterscheidet, ist seine facettenreiche Gefühlswelt, mit der er all seine Lebenserfahrungen in Verbindung bringt. Gemäß dem kosmischen Gesetz, wonach alles in der

Schöpfung aus Energie besteht, sind auch Gefühle Energie. Dass auch Gefühle feinstoffliche Energie sind, kann man an einigen Beispielen vielleicht besser nachvollziehen. Weinen ist eine faszinierende Ansammlung von Gefühlen. Langes Weinen kann körperlich erschöpfend sein, also wird grobstoffliche Energie aufgrund feinstofflicher Emotionen verbraucht. Umgekehrt spürt man unglaublich viel körperliche Energie und Kraft, wenn man im emotionalen Zustand der Verliebtheit ist. Das sind zwei einfache Beispiele dafür, dass Gefühle Energie sind. Diesen Umstand können Sie anhand zweier kleiner Übungen für sich erfahrbar machen. Nehmen Sie sich einen Moment Zeit für diese beiden Aufgaben, bevor Sie weiterlesen.

Übung: Wut spüren

- Spüren Sie einen Moment in sich hinein.
- Mit geschlossenen Augen stellen Sie sich eine Situation vor, in der Sie wütend waren. Oder Sie stellen sich eine Person vor, auf die Sie wütend waren.
- Erspüren Sie, welchen Grad von Energie diese Empfindung in Ihnen freisetzt.
- Fühlen Sie, wie Herz, Kreislauf und Blutdruck reagieren.
- Spüren Sie, wie Ihre Gedanken beginnen, um die Emotion der Wut zu kreisen.
- Nach einer Weile des Erspürens atmen Sie bewusst ein und aus.
- Mit jedem Ausatmen lassen Sie die Wut aus Ihrem Körper und Ihrem Geist abfließen.
- Stellen Sie sich vor, wie die Situation, an die Sie gedacht haben, in kleine Teile zerfällt und sich auflöst.
- Lösen Sie sich vom inneren Anblick der Person, die Sie wütend gemacht hat, und lassen Sie auch diese Person vor

Ihrem inneren Auge in kleine Partikel zerfallen, die sich ebenfalls auflösen.

- Atmen Sie aus und lassen Sie alle Wut ziehen. Lösen Sie sich von Ihrer Wut, aber machen Sie sich die Kraft dieser emotionalen Erfahrung bewusst.

Wut und Ärger sind mächtige Emotionen, die Ihnen einerseits Kraft geben, andererseits aber auch viel Kraft verschlingen. Zeitweilige Wut oder Groll zu empfinden, ist Teil des menschlichen Charakters und sollte nicht verneint werden, aber zu gegebener Zeit ist es empfehlenswert, den inneren Frieden wiederherzustellen und die Wut ziehen zu lassen.

Übung: Verliebtsein

- Spüren Sie einen weiteren Moment in sich hinein.
- Mit geschlossenen Augen stellen Sie sich eine Zeit vor, in der Sie verliebt waren. Oder Sie stellen sich die Person vor, in die Sie verliebt waren oder verliebt sind.
- Malen Sie dieses innere Bild aus und erspüren Sie den Zustand des glücklichen Verliebtseins in Ihrem Inneren.
- Erspüren Sie, welchen Grad von Energie diese Empfindung in Ihnen freisetzt.
- Spüren Sie die Kraft und die Macht, die das Gefühl der Liebe in Ihnen hervorruft.
- Mit jedem Einatmen verstärken Sie das Gefühl des Verliebtseins.
- Beobachten Sie, wie Ihr Körper reagiert und welche Weite Ihr Geist empfindet.

› Speichern Sie diese Kraft an einem Ort in Ihrem Inneren – wohl wissend, dass Sie jederzeit auf diesen Kraftspeicher zugreifen können.

Verliebtsein und Glück sind belebende Gefühle, die Kraft verleihen und Antrieb geben, selbst wenn man momentan nicht frisch verliebt ist. Diese kleine Übung kann die partnerschaftliche Liebe wiederbeleben, auf alle Fälle aber Energien freisetzen, die viel hilfreicher sind als auszehrende Wut.

Alle Emotionen, ob Schmerz oder Freude, ob Angst oder Zuversicht, sind Energieformen. Jeder Mensch kann diese feinstoffliche Energie entstehen lassen, fühlen und sogar weitergeben oder auch mit anderen Lebensformen teilen. Es ist ein immerwährender Kreislauf der Emotionen. Gefühle bestimmen das Leben, wie aufbrandende und abflachende Wellen den Rhythmus des Meeres beherrschen. Gefühle entstehen und vergehen. Manche verletzen und hinterlassen tiefe Narben. Andere wiederum beleben und beschwingen sowohl uns selbst als auch andere Personen oder das gesamte persönliche Umfeld. Emotionen haben eine große Kraft und tragen machtvolle Energien in sich. Aber warum das ganze emotionale Auf und Ab? Warum gibt es verschiedene Arten von Glück und unterschiedlich stark ausgeprägte Formen von Leid? Und wie hängen die diversen Ausprägungen der feinstofflichen Emotionen zusammen?

Emotionen sind die Aufgaben des Lebens

Sobald wir lernen, von der eindimensionalen Sichtweise abzulassen und anerkennen, dass alles, einfach alles im Universum Energie ist, wird klar, dass auch unsere Emotionen, egal ob Schmerz oder Freude, Energieformen sind, die innerhalb des großen Ganzen transformiert werden. Emotionen sind die Aufgaben, die es im Leben zu erfühlen und zu erfüllen gilt. Das Universum ist ein unvorstellbar großer Ort des Wandels, in dem eine Unmenge von Energie vorhanden ist, die permanent transformiert wird und viele Formen annimmt. Die Schöpfung ist ein unermessliches Kontinuum, in das Energie eingespeist und anschließend wieder zur Verfügung gestellt wird, um wieder eingespeist und erneut verfügbar gemacht zu werden und so weiter und so fort ...

Menschliche Gefühle und Erfahrungen sind Teil dieses Wandlungsprozesses, und so sind auch die Emotionen eines jeden Menschen nichts anderes als unendlich viele Energiepartikel, welche die Aufgabe haben, dem Kosmos und jeglichem Ausdruck des Daseins zu dienen, denn sie werden transformiert und gespeichert. Das Universum ist eine Matrix, in die immer wieder Energie eingespeist und der immer wieder Energie entnommen wird.

Wir machen uns oft Sorgen, dass gefühlte Liebe verloren geht oder gar umsonst und vergebens war. Wir bedauern es, geliebt zu haben. Auch schmerzvolle Gefühle kommentieren wir des Öfteren mit Bemerkungen wie: »Das brauche ich nicht« oder »Diese Erfahrung will ich nicht noch einmal machen.« Mit der Erweiterung des linearen Denkens hin zum multidimensionalen Denken entsteht ein neues Bewusstsein. Teil dieses neuen Bewusstseins ist die Erkenntnis, dass keine Emotion umsonst oder unnötig ist. Multidimensionales Denken bedeutet anzuerkennen, dass alle Emotionen Teil der individuellen Existenz und gleichzeitig auch Teil der feinstofflichen Schöpfung sind, innerhalb derer keine einzige emotionale Regung bzw. keine dafür aufgebrachte Energie verloren geht.

Schließlich ist es erleichternd zu wissen, dass nichts abhandenkommt. Auch Wut und Ärger gehen nicht verloren, sie werden transformiert. Sogenannte negative Emotionen sind letztlich keine negativen, sondern notwendige Erfahrungen. Es ist der menschliche Geist, der Emotionen in negativ und positiv unterteilt, die Ratio, die gern alles mit Etiketten versieht und in Schubladen räumt, um die abgelegten Erfahrungen zu passender oder unpassender Zeit wieder hervorzuholen. Die dualistische Einteilung in gut und böse, schwarz und weiß, negativ und positiv ist Teil des linearen Denkens, das den Menschen in seiner spirituellen Weiterentwicklung behindert und auch in der Erkenntnis dessen, was Schöpfung wirklich bedeutet.

Multidimensionales Denken führt zu dem befreienden Gefühl, dass alle Emotionen – Schmerz und Leid, aber auch Liebe und Glück – ein Teil des Ganzen sind und dazu dienen, die Schöpfung zu erhalten und feinstoffliche Energien permanent zu recyceln, um sie immer wieder als neutrale Kraft zur Verfügung stellen zu können. Emotionen sind der menschliche Beitrag zum Erhalt der Schöpfung. Und die ist deswegen so unerschöpflich, weil ihr immer wieder neue, transformierte feinstoffliche Energien zur Verfügung gestellt werden. Emotionen zu empfinden, ob himmelhoch jauchzend oder zu Tode betrübt, ist eine der wichtigsten Aufgaben des Lebens, denn alles hängt mit allem zusammen.

Das Speichermedium der Feinstofflichkeit

In der sogenannten Akasha-Chronik werden sämtliche Vorgänge im Universum erfasst – jede Entwicklung bis hin zu jedem individuellen Lebensweg. Und diese Aufzeichnungen finden fortwährend statt. Unweigerlich assoziiert man mit dem Wort »Chronik« eine Art Buch oder eine immense kosmische Bibliothek voller Bücher, denn das Denken und die Fantasie des Menschen sind eher auf Anfassbares, Materielles und weniger auf Multidimensionales ausgerichtet. Doch in Anbetracht der Weiten und der multidimensionalen Vorgänge im Universum wäre diese Form der grobstofflichen Aufzeichnung gar nicht möglich. Es handelt sich also lediglich um eine menschliche Vorstellung von etwas, was jegliche Vorstellungskraft überschreitet. Das Speichermedium für alle Erlebnisse, Abläufe und Begebenheiten in den unendlichen Weiten des Kosmos dürfte wohl kaum Papier oder eine Computerdatei sein, und sei sie noch so groß.

Feinstoffliche Energie ist das Leben spendende Medium der Schöpfung. Dementsprechend werden die Aufzeichnungen aller Vorgänge im Universum ebenfalls in Form von Energie gemacht. Ganz gleich, ob es sich um die individuellen Erlebnisse einer Seele während ihres irdischen Lebens (erfahren durch Emotionen) handelt oder um die Erfahrung anderer, extraterrestrischer Vorgänge – all diese Erfahrungen werden als feinstoffliche Energie, als Teil der Schöpfung in die Akasha-Chronik eingespeichert. Die Akasha-Chronik (*Akasha* ist der Sanskritbegriff für »Raum« oder »Äther« im Sinne von nicht-grobstofflicher Materie) ist ein Aufzeichnungssystem, das wiederum nur ein Teil des gesamten Recyclingprinzips der Schöpfung ist, das darauf ausgelegt ist, auf ewig Energie aufzunehmen und wieder bereitzustellen. Nehmen Sie sich einen weiteren Moment Zeit für die nachfolgende Übung.

Übung: Akasha-Chronik

- Schließen Sie die Augen, spüren Sie Ihren Körper und Ihre Atmung.
- Atmen Sie einige Male tief ein und aus, bis Ihre Konzentration ganz und gar bei Ihnen selbst ist und nicht mehr im äußeren Umfeld.
- Dann richten Sie Ihren inneren Blick mit geschlossenen Augen in die Weiten des Universums.
- Visualisieren Sie den am weitesten entfernten Punkt im Weltall, den Sie sich vorstellen können.
- Bitten Sie höflich und demütig um Kontakt zur Akasha-Chronik, ohne sich vorzustellen, was dies ist. Bitten Sie einfach um Kontakt.
- Warten Sie ab, was es zu spüren gibt.

Auch wenn Sie keine konkrete Vorstellung von der Akasha-Chronik haben können (niemand hat das), werden Sie spüren, dass da etwas ist. Wer um Kontakt bittet, wird Bestätigungen erhalten. Später, wenn Sie etwas mehr über die Existenz der Feinstofflichkeit wissen, können Sie konkrete Fragen zu den Aufzeichnungen und Aufgaben Ihres Lebens stellen und werden entsprechende Antworten erhalten.

In der Akasha-Chronik sind die Erfahrungen aufgezeichnet, die alle Seelen seit ewigen Zeiten gemacht haben. Sie ist eine Quelle des Trostes und des Wissens, aber auch eine feinenergetische Ressource, die jedes Individuum mit persönlichen Emotionen nährt und auch von jedem Individuum angezapft werden kann, so man Respekt und Hochachtung vor dem Wunder der Schöpfung hat und in der Lage ist, sich neuen Dimensionen des Denkens und Handelns zu öffnen, die weit über das grobstoffliche Sein und das materielle Denken hinausgehen. Es geht um multidimensionales Dasein.

Die unerschöpfliche Energie

Gäbe es einen Anfangspunkt der Schöpfung, ein Urmolekül der Energie, dann wäre dieses Urmolekül trotz aller Vermehrung irgendwann erschöpft und endlich. Da sich aber – auch nach wissenschaftlicher und esoterischer Erkenntnis – die Schöpfung in all ihren Formen (Galaxien, Sterne, Planeten, Lebensformen) immer wieder erneuert, kann dieser Transformationsprozess nur durch permanenten Wandel und Wiedereinspeisung vonstattengehen.

In Anbetracht dieser unermesslichen Vorgänge im Kosmos macht es keinen Sinn und behindert sogar die Lebensfreude, sich als Mensch gegen Veränderung und Wandel, Werden, Sein und Vergehen zu wehren oder Emotionen gar als unnütze Erfahrungen zu bezeichnen. Alles dient dem Erhalt der Schöpfung.

Dramatische Gefühle des Leidens oder die Sucht nach Liebesglück sind genauso wandelbar wie die Sterne, die kommen und gehen und in anderer Form wiederkehren. Es ist ein ewiger Kreislauf der Unendlichkeit. Das Leben in all seinen Ausdrucksformen besteht aus Wandlungsprozessen, innerhalb derer die mannigfachen materiellen, grobstofflichen Lebensstile auf Erden lediglich ein winzig kleiner Teil des überdimensionalen, nicht fassbaren Großen sind.

Schließen Sie kurz die Augen und *spüren Sie mit folgender Übung nochmals kurz in Ihr Innerstes.*

Übung: **Realitäten**

- Spüren Sie in sich hinein und versuchen Sie zu erspüren, was die wahren Realitäten sind.
- Sind materielle Güter in Anbetracht der Schöpfung reale Werte?
- Sind Emotionen und Empfindungen dauerhaft reale, kosmische Werte?
- Was empfinden Sie in Anbetracht der Schöpfung als real und unvergänglich?

Machen Sie sich, wenn Sie möchten, einige Notizen zu Fragen, die Ihnen spontan in den Sinn gekommen sind. Damit beginnen Sie Ihren persönlichen Transformations- und Erkenntnisprozess in Sachen Feinstofflichkeit.

Sobald wir um die feinstoffliche Realität wissen und um den ewigen Transformationsprozess des Empfangens und Zurückgebens von Energie, wird uns urplötzlich klar, warum der Mensch ein derart emotionales Wesen ist.

Angst, Einsamkeit, Liebe, Mitgefühl, Traurigkeit und Glückstaumel sind nichts anderes als der emotionale Ausdruck dessen, was als Erlebnis und Erfahrung in Form von feinstofflicher Energie in die Chronik der Schöpfung eingespeist wird und dem ewigen Quell des Lebens als unendlicher Strom zur Verfügung steht – nachhaltig und immerdar. Deswegen hören die emotionalen Gefühlswallungen im Leben eines Menschen auch nie auf – egal, wie jung oder alt er ist. Gefühle treiben uns immer um, denn sie sind ein Teil des Tributs, den wir der Schöpfung als Dank für unsere Lebendigkeit schulden. Sobald wir anerkennen, dass das Leben ein Deal ist, der auf Gegenseitigkeit und gegenseitiger Maximierung beruht, ist nichts umsonst, ist nichts mehr dramatisch. Im Gegenteil, multidimensionales Denken und Handeln macht das Leben in Glück und Leid deutlich einfacher.

Feinstoffliche Energie ist stetig umwandelbar und eine universelle Währung, die allem und allen zur Verfügung steht. Es stellt sich lediglich die Frage, wie wir uns diese feinstoffliche Energiequelle besser nutzbar machen können. Gibt es einen Knopf zum Andrehen, einen Hahn zum Anzapfen?

Es gibt sogar mehrere Knöpfe oder Zugänge: die Chakras. Sie sind die Verbindungsstellen zwischen dem physischen Körper des Menschen und der feinstofflichen Urquelle der Schöpfung, die eigentlichen Kontaktpunkte zwischen Seele und Universum, Grobstofflichkeit und Feinstofflichkeit. Es sind nicht etwa Weltraumteleskope, Satelliten oder Raumschiffe, die Mensch und Kosmos miteinander vereinen, sondern diese Energiezentren, die jedem Menschen zur Verfügung stehen, wenn es darum geht, die feinstofflichen Kräfte der Schöpfung anzuzapfen und den grobstofflichen Ausdruck des Lebens auf der Erde in faszinierender Weise miteinander zu verknüpfen.

Es ist also mehr als lohnenswert, sich mit dem eigenen Körper, dessen Energiefeld und der persönlichen Existenz auf der feinstofflichen Ebene auseinanderzusetzen.

Visualisierungen und Meditationen werden Ihnen helfen, einen Zugang zur Welt der Feinstofflichkeit zu finden, denn der ganze Reichtum der im Universum vorhandenen feinstofflichen Energie steht Ihnen und uns allen zur Verfügung, wenn es gilt, ungeahnte Kräfte für Körper, Geist und Seele zu empfangen und weiterzugeben.

2 Feinstoffliche Energie – fühlbar und erfahrbar

Der materielle, grobstoffliche Körper eines Menschen oder Wirbeltieres besteht aus Haut, Knochen, Fett- und Muskelgewebe sowie aus inneren Organen, die allesamt aus winzigen Zellen aufgebaut sind. Von diesen verschiedenen Geweben ist zumeist nur die äußere Hülle – Haut, Haare und so weiter – sichtbar. Dies reicht jedoch aus, um dem Individuum eine persönliche Note und ein nahezu unverwechselbares Aussehen zu verleihen. Allein anhand des Aussehens erkennen Sie, wer Ihnen entgegenkommt oder aus dem Spiegel entgegenblickt.

Die unzähligen Lebensprozesse, die in jeder Sekunde im Körper ablaufen, sind weder sichtbar noch spürbar und eigentlich auch kaum zu begreifen. All dem anatomischen und physiologischen Wissen, über das die moderne Medizin verfügt, zum Trotz vermag kein Arzt zu sagen, was den Körper *wirklich* am Leben erhält, was ihn krank macht und was gesund. Wissenschafter können die Phänomene des Lebens beobachten und konstatieren. Doch dem Wunder des Lebens selbst können wir uns nur auf spirituell-philosophische Weise annähern.

Was den Körper tatsächlich belebt, ist eine faszinierende Energie, die zwar nicht sichtbar, aber dennoch spürbar ist. Diese feinstoffliche Energie hat in diversen Kulturen verschiedene Namen: Qi (chinesische Überlieferungen), Pneuma (altgriechische Kultur), Mana (polynesische Quellen) und Prana (indische Schriften). Alle diese Namen bezeichnen etwas, das eigentlich nicht fassbar und dennoch ohne Zweifel vorhanden ist: die pure Lebendigkeit. Prana ist das, was den Körper im Moment der Geburt belebt und ihn mit dem letzten Atemhauch verlässt. Vermutlich setzten die Griechen der Antike das Pneuma (Lebensenergie) deswegen mit der Seele gleich. Die Seele belebt den Körper und verlässt ihn zu gegebener Zeit wieder. Doch was belebt die Seele? Ist sie nur Träger der feinstofflichen Energie oder ist sie selbst die feinstoffliche Lebensenergie?

Diese Fragen lassen sich vermutlich nicht abschließend klären, aber Sie können sich dem Thema feinstoffliche Energie auch auf ganz pragmatische Weise nähern. Auf der körperlichen Ebene lassen sich die Energieströme mittels EEG (Elektroenzephalografie) und EKG (Elektrokardiogramm) nachweisen und messen. Die Energieeinheiten der Nahrung können in Kalorien und Broteinheiten beziffert werden. Sogar die Umwandlung von Nahrungsmolekülen in Adenosintriphosphat (ATP, das »Benzin« des menschlichen Organismus) auf der Zellebene ist ein nachweisbarer biochemischer Prozess. Der feinstoffliche Energieverbrauch des Körpers ist jedoch etwas viel Subtileres, etwas Reines, das Sie in der folgenden Übung erfahren können, bevor Sie weiterlesen.

Übung: **Energieball**

- Nehmen Sie sich einen Moment Zeit und sorgen Sie dafür, dass es um Sie herum ganz still ist.
- Stellen Sie sich aufrecht hin und schließen Sie die Augen.
- Spüren Sie einen Moment ganz bewusst die Erde unter Ihren Füßen und den Himmel über Ihrem Kopf. Atmen Sie achtsam ein und aus.
- Machen Sie sich Ihre Hände bewusst und spüren Sie Ihre Finger.

- Reiben Sie die Handflächen aneinander.
- Schließen Sie die Augen und halten Sie Ihre Hände in etwa 40 cm Abstand vor den Körper. Die Handflächen sind einander zugewandt.
- Erspüren Sie das Feld zwischen Ihren Händen.
- Versuchen Sie nach einer Weile des Hineinspürens, die Hände etwas enger zusammenzubringen.
- Spüren Sie ES zwischen Ihren Händen und versuchen Sie, ES enger zusammenzuschieben – nur soweit es Ihnen angenehm ist.
- Führen Sie Ihre Hände mal weiter, mal enger zusammen, um die Unterschiede zu erfühlen.
- Nach einigen Minuten der Wahrnehmung breiten Sie die Arme weit aus.
- Erweitern Sie das erspürte Energiefeld um sich herum. Hüllen Sie sich darin ein.
- Spüren Sie, was es zu spüren gibt.
- Sobald es Ihnen angenehm ist, öffnen Sie die Augen wieder.

Das deutlich spürbare Energiefeld zwischen ihren Händen verblüfft die meisten Menschen. ES fühlt sich an wie ein riesiger Wattebausch oder ein leichter Ball, der Ihren Händen auf magische Art und Weise Widerstand leistet, wenn Sie versuchen, sie zusammenzuschieben.

Die Übung *Energieball* ist ein erster Schritt, um Ihre feinstoffliche Wahrnehmung zu schulen und sich ein wenig mit Ihrem eigenen Energiefeld vertraut zu machen. Das, was Sie zwischen Ihren Händen gespürt haben, ist Teil Ihrer persönlichen Aura. Die Aura wiederum ist der feinstoffliche Ausdruck Ihres körperlichen Daseins – das, was Ihren grobstofflich sichtbaren Körper umhüllt und als feinstoffliches Energiefeld darüber hinaus in den Raum und in die Weite des Äthers reicht. Die Aura ist also sehr viel größer als das, was Sie normalerweise als Ihren Körper und Ihre Existenz empfinden.

Das Energiefeld des Menschen

Das umhüllende Energiefeld eines Menschen kann an sich von jedem erspürt werden, nicht nur von Geübten. Denken Sie an eine Situation, in der Sie allein in einem Raum sitzen und ganz entspannt warten (im Wartezimmer des Arztes, im Konferenzraum vor einem Meeting oder in einem Café). Die Tür geht auf und ein Unbekannter betritt den Raum. In diesem Moment spüren Sie das Energiefeld dieses Menschen rein instinktiv – ganz unvoreingenommen. Sekunden danach entscheiden Anteile Ihres Wesens darüber, ob Ihnen dieser Mensch sympathisch oder unsympathisch ist oder ob Sie ihm gegenüber neutral eingestellt sind. Im ersten Moment jedoch nehmen Sie nur die feinstoffliche Aura der anderen Person wahr, ihre energetische Hülle. Manche Hellsichtige können die Aura anderer Personen sogar sehen.

Sicher kennen Sie Situationen, in denen es Ihnen sehr unangenehm ist, dass jemand Ihrer persönlichen Energiehülle zu nahe kommt, beispielsweise wenn Sie in einer Warteschlange stehen. Möglicherweise sind Ihnen aber auch schon Personen begegnet, von denen Sie aufgrund ihrer positiven Ausstrahlung völlig fasziniert waren. Es gibt nicht wenige Menschen, deren Aura so hell und weithin erstrahlt, dass sie noch im Nebenraum zu spüren ist. Jesus und Buddha sollen eine derart hell leuchtende und wohlig anziehende Aura gehabt haben, aber auch viele andere Weisheitslehrer der Geschichte und der Gegenwart. Zahlreiche historische Weisheitslehrer wurden mit einem Heiligenschein oder mit einer Aureole gemalt, die nicht anderes ist als eine stilisierte Darstellung dieser besonderen Aura.

Pragmatisch können Sie sich die Aura auch als ein Verbindungsfeld zwischen dem grobstofflichen Körper und dem unerschöpflichen Meer aus feinstofflicher Energie vorstellen. In diesem Meer aus feinstofflicher Energie bewegen sich Wesen aller Art, und zwar sowohl mit grobstofflichen Körpern als auch ohne diese, also nicht inkarniert. Das energiebasierte Leben kommt im Kosmos nicht unbedingt auf vier oder zwei Beinen daher, auch wenn wir Menschen es uns meist so vorstellen, weil wir nichts anderes kennen. Lebensformen sind Energieformen, die ganz unterschiedliche Gestalt annehmen können. Hatten Sie schon einmal das Gefühl, dass Sie jemand beschützt oder Ihnen beruhigend die Hand auf die Schulter legt, obwohl gar keine sichtbare Person in der Nähe war? Es gibt Wesenheiten, die reine Energiehüllen sind und keinen grobstofflichen Organismus zum Leben brauchen. Und dennoch existieren sie. Das Akzeptieren des feinstofflichen Lebens ist ebenfalls ein Teil des multidimensionalen Bewusstseins.

Auch Tiere, Pflanzen und sogar Orte (in den Bergen, auf einer Insel oder in einer Stadt bzw. einem Dorf) verfügen über feinenergetische Felder, die sie umhüllen. Auf spezifischen Kraftfeldern der Erde wurden von jeher Tempel oder Kirchen errichtet. Kennen Sie Plätze – im eigenen Garten, in einem Park, auf einem Berg oder auf einer Insel – wo Sie sich besonders wohlfühlen? Dies sind Aura-Orte, an denen Sie Kraft tanken können, weil sich das Energiefeld des Ortes und das Energiefeld Ihres Körpers harmonisch ergänzen. Unsere Vorfahren wussten noch viel über solche Orte der Kraft und richteten ihre Lebensweise entsprechend aus. Sie verehrten heilige Stätten und besuchten sie regelmäßig, um die eigenen Körperenergien aufzutanken und zu harmonisieren.

Angesichts der künstlichen Umgebung, in der wir heute leben, und unserer zunehmend krank machenden Lebensweise wird das Wissen über Energiefelder und Wohn-Harmonie (etwa Geomantie und Feng Shui) zu Recht wiederbelebt. Es trägt nämlich zur ganzheitlichen Lebensharmonie und Gesundheit des Menschen bei. Bei allen technischen Möglichkeiten der modernen Architektur und allen Überlegungen zur Energieeffizienz in Bezug auf Strom und Raumtemperatur macht sich kaum jemand Gedanken über die Effizienz des feinstofflichen Energieflusses, der nötig ist, damit Mensch und Natur im Einklang miteinander leben und entsprechend voneinander profitieren können.

Unsere althergebrachte duale Denkweise, mit der wir zwischen gut und schlecht, richtig und falsch, existierend oder nicht existierend unterscheiden, wird die Erdengemeinschaft in den nächsten Jahrzehnten nicht weiterbringen, weil durch Umweltsünden nicht nur die persönlichen Energiefelder minimiert, sondern auch die Kraftfelder der Erde zerstört werden. Ohne feinstoffliche Kraft und Orte, an denen sie aufgenommen werden kann, können Menschen und Natur nicht existieren, denn hier handelt es sich um unsere Verbindungsstellen zur Schöpfung. Für das persönliche Überleben und den Fortbestand der Menschheit ist es wichtig, die Multidimensionalität der feinstofflichen Energie anzuerkennen und auf sanfte und sinnvolle Art und Weise nutzen zu lernen.

Die feinstofflichen Körperhüllen

Alten indischen Überlieferungen zufolge besteht die Aura eines jeden Lebewesens aus sieben feinstofflichen Hüllen, die den physischen Körper umgeben. Im Sanskrit, der heiligen Sprache Indiens, werden diese feinstofflichen Energiehüllen

Kosha genannt, was »Hülle« oder »Überdeckung« bedeutet. Jedes Kosha ist also ein spezielles Futteral mit eigenem Namen, der mit dem Sanskritwort *Maya* kombiniert wird, das wiederum »durch mich« bedeutet, also etwas, das »durch mich hindurchfließt« und »durch mich existiert«. Jede der sieben Hüllen hat eine spezifische Form und Größe sowie unterschiedliche Funktionen:

- *Annamaya Kosha* – die Hülle der Haut
- *Pranamaya Kosha* – die Hülle des Lebens
- *Manomaya Kosha* – die Hülle des Geistes
- *Vijnanamaya Kosha* – die Hülle der Weisheit
- *Anandamaya Kosha* – die Hülle der Glückseligkeit
- *Jiva Kosha* – die Hülle der Seele
- *Brahma Kosha* – die Hülle der Göttlichkeit

Diese sieben feinstofflichen Hüllen umgeben den physischen Körper und verbinden den Menschen sowohl mit seiner unmittelbaren als auch mit seiner weiteren Umgebung. Die äußeren Hüllen ragen sogar bis in den ätherischen, also feinstofflichen Raum der Schöpfung. In diesen feinstofflichen Silhouetten befinden sich die Chakras. Sie verbinden den physischen Körper mit seinen feinstofflichen Hüllen, und die feinstofflichen Hüllen wiederum verbinden den grobstofflichen Körper mit dem ätherischen Raum und dem Universum. Koshas werden als erweiterter Ausdruck der Seele angesehen. Ihre Aufgabe besteht darin, Seele, Mensch und Körper stets mit der schöpferischen Urquelle in Verbindung zu halten. Auch wenn dieser Umstand längst von unserem aktiven Wissen in den Hintergrund gedrängt wurde, ist er dennoch Realität.

Erinnern Sie sich an Momente, in denen Sie sich als Mensch allein gefühlt haben – irgendwie verlassen, als Einzelkämpfer oder traurig und melancholisch? In solchen Momenten ist es hilfreich, die folgende Übung zu machen.

Übung: **Körperhüllen**

- Spüren Sie Ihren physischen Körper mit geschlossenen Augen.
- Atmen Sie bewusst und spüren Sie die sanfte Bewegung des Körpers während des Ein- und Ausatmens.
- Sobald Sie Ihren Körper bewusst spüren, erweitern Sie Ihre Konzentration auf die feinstofflichen Hüllen um Ihren Körper.
- Stellen Sie sich die Koshas als Futterale vor, die Ihren physischen Körper umhüllen.
- Sie sind leicht und hauchdünn wie feinste Seide und dennoch wärmen und schützen sie.
- Konzentrieren Sie sich auf Ihre Körperhüllen, Ihr individuelles Energiefeld.
- Lassen Sie Ihre Aura größer und weiter werden – immer größer und weiter, bis Sie sich vorstellen können, dass Ihre feinstoffliche Hülle bis ins Weltall hinausragt.
- Spüren Sie sich mit den Weiten des Universums auf unsichtbare, aber dennoch fühlbare Art verbunden und darin verankert.
- Verweilen Sie in diesem Gefühl des Aufgehobenseins, solange Sie es benötigen und es Ihnen gut tut.
- Spüren Sie, was es zu spüren gibt.
- Zum Abschluss sagen Sie sich im Stillen: »Ich spüre meinen Körper, bin aber weit mehr als mein Körper.«

Diese Übung vermittelt Halt und Zuversicht in Momenten des Zweifels oder der Verzweifelung. Aber auch ohne aktuellen Anlass ist die Visualisierung hilfreich, wenn es darum geht, die eigene Mitte zu stärken und Kraft zu tanken.

Die sieben *Koshas* sind der individuell einzigartige und persönliche Ausdruck Ihrer Seele. Jede Seele und jeder Körper verfügt über diesen feinstofflichen Verbindungsraum zwischen dem Individuum und dem schöpferischen Ausdruck des Universums. Mit dem Wissen um die Existenz feinstofflicher Energiefelder, wächst das Gespür für die eigenen Körperhüllen und die Aura anderer Personen. Das multidimensionale Denken lehrt uns Achtsamkeit und Respekt, verfeinert das Handeln, macht sensibler und bietet gleichzeitig Schutz und Geborgenheit.

Die sieben Koshas sind unterschiedlich geformt und individuell ausgeprägt, und sie bieten uns etwas, was die meisten Menschen inzwischen vermissen: eine sinnvolle Verbindung zwischen der eigenen Existenz, dem Existierenden um uns herum und der atemberaubenden Größe der Schöpfung. Die feinstofflichen Hüllen und Energiefelder sind die Bindeglieder zwischen dem Ich, dem Du und der schöpferischen Göttlichkeit.

Annamaya Kosha – die Hülle der Haut

Annamaya Kosha wird auch als äußerer physischer Körper bezeichnet, da er nur geringfügig größer ist als der physische Körper des Menschen. Und dennoch kann er nicht mit diesem gleichgesetzt werden. Der Organismus mit Haut und Haaren ist der grobstoffliche Ausdruck des Seins, Annamaya Kosha dagegen ist feinstofflich, nicht sichtbar, aber mit etwas Übung durchaus spürbar.

Partnerübung: Annamaya Kosha

› Machen Sie diese Übung mit einem Partner oder einem Freund, der die Augen dabei geschlossen hält.
› Konzentrieren Sie sich ganz auf Ihre Hände. Spüren Sie Lebendigkeit und Wärme in Ihren Händen.
› Über die unbedeckten Arme, Beine oder den Rücken der

Versuchsperson führen Sie eine Hand langsam näher zum Rumpf – ohne die Haut zu berühren.

- Knapp (ein bis zwei Zentimeter) über der Haut werden Sie eine Energiehülle spüren.
- Bitten Sie Ihren Übungspartner zu sagen, wo sich Ihre Hand befindet oder wohin sie wandert.
- Berühren Sie Annamaya Kosha mit Respekt und Zuneigung, wohl wissend, dass es weit mehr gibt als den physischen Körper und die materielle Existenz.

Tauschen Sie die Rollen. Jetzt berührt Ihr Übungspartner/Ihre Übungspartnerin Ihre Annamaya-Hülle. Mit zunehmender Übungspraxis und zunehmendem Verständnis für das Prinzip der Chakras und des feinstofflichen Energieflusses können Sie derartige Wahrnehmungen auf die nächsten Hüllen ausdehnen und unter Umständen sogar heilend auf Blockaden einwirken.

Die »Hülle der Haut« trägt die vitalen und schöpferischen Kräfte in sich und ist verbunden mit physischen Empfindungen wie Hunger und Sattsein, Müdigkeit und Munterkeit, Schmerz und Normalfunktion etc. Der Sanskritbegriff *Anna* bedeutet übersetzt »Nahrung«, womit das elementar Nährende in jeder grobstofflichen Substanz gemeint ist, ganz unabhängig davon, ob es sich um Reis, Obst oder Fleisch handelt. Annamaya ist der unmittelbare Ort des Austauschs zwischen der feinstofflichen Energie des Prana und der Nahrung, die der Körper zum Leben braucht. Annamaya ist also die Grenze, über die der Körper einerseits mit Prana und andererseits mit grobstofflicher Nahrung versorgt wird. Und auch Annamaya selbst nährt sich von eben dieser feinstofflichen und grobstofflichen Nahrung. Wenn ein Mensch vital, wohlgenährt und rosig frisch aussieht, dann liegt dies auch an seiner wohlig durchtränkten und feinstofflich gut genährten Annamaya-Hülle.

Annamaya Kosha ist eng und einzigartig mit dem grobstofflichen Körper verbunden, weshalb er sich nach dem physischen Tod innerhalb von drei bis vier Tagen auflöst, was sich auch im Zerfall von Hautstruktur und Körperzellen bemerkbar macht. Annamaya Kosha wird bei der Wiedergeburt für eine neuerliche körperliche Inkarnation neu gebildet und verweilt dann wiederum ein Leben lang als »Hülle der Haut«. Alle anderen Koshas existieren gemeinsam mit der individuellen Seele weiter und sind unsterblich.

Pranamaya Kosha – die Hülle des Lebens

Die zweite Hülle um den Körper wird Pranamaya Kosha genannt oder auch »Hülle der Lebenskraft«. Diese Hülle ist das vitalisierende Futteral um den grobstofflichen Körper und umhüllt nicht nur diesen, sondern auch Annamaya Kosha. Diese zweite Hülle nimmt einen etwas größeren Raum ein als Annamaya und spiegelt in ihrer Form nicht mehr die exakte Silhouette des physischen Körpers wider, wie es bei Annamaya Kosha der Fall ist.

Je nach Entwicklungsstadium des Menschen – beziehungsweise der Seele – ist die Pranamaya-Hülle kleiner, sprich enger anliegend, oder größer, sprich weiter und voluminöser. Solange diese Hülle lebendig und von Prana durchdrungen ist, lebt der physische Körper.

Körperliche, psychische oder emotionale Erkrankungen lassen Pranamaya Kosha uneben und zackig aussehen, weil das Prana nicht frei fließen kann, was wiederum zusätzliche Störungen verursacht, sofern keine Abhilfe geschaffen wird. Im Fluidum des Atems manifestiert sich die »Hülle der Lebenskraft«, denn mit Hilfe der physiologischen Atmung wird

Prana, die feinstoffliche Lebenskraft, in Form von Sauerstoffmolekülen in den Körper geleitet und im Organismus verteilt. Beim Atemvorgang wird feinstoffliche Energie quasi in grobstoffliche Sauerstoffmoleküle umgewandelt, die messbar sind und den Körper nähren beziehungsweise vital erhalten.

Pranamaya Kosha hängt außer mit der Atmung mit weiteren energetischen und messbaren Körperprozessen zusammen, etwa mit der Körpertemperatur, dem Blutkreislauf und dem Hormonsystem. All diese Vitalfunktionen sind physisch nachweisbar und werden feinenergetisch von Pranamaya Kosha, der zweiten Aurahülle, genährt. Körperempfindungen wie Kälte oder Wärme (im Umfeld wie im Körper selbst) sind mit der »Hülle der Lebenskraft« genauso verbunden wie der Blutdruck und alle, über die endokrinen Drüsen gesteuerten, Funktionen der Hormone, beispielsweise der Sexualtrieb.

Manomaya Kosha – die Hülle des Geistes

Das Sanskritwort *Mano* heißt wörtlich übersetzt »Geist« oder »Geisteskraft«. Mit »Geisteskraft« sind weniger die intellektuellen Leistungen des Gehirns gemeint, sondern eher die Vorgänge, die mit diesem Organ verbunden werden, etwa die Interpretation und Speicherung von Erfahrungen. Motive, Emotionen, Wünsche, Begierden und daraus resultierende Gedanken bilden diese dritte Körperhülle und bleiben dort wie Prägungen durch Stempel haften – positive wie negative Erfahrungen und Gefühle. Befreien Sie sich von der dualistischen Denkweise, indem Sie sich nochmals daran erinnern, dass jedwede Erfahrung einer auf Erden inkarnierten Seele dazu dient, die unerschöpfliche Energie des Universums zu nähren, und dass alle Empfindungen als neutrale Energieformen in die Akasha-Chronik eingespeist werden, egal, ob sie nach herkömmlicher Interpretation der Ratio positiv oder negativ waren.

Zweifelsohne habe Menschen, die viel Leid oder Schmerz erlebt haben, eine besonders dichte, schwere Manomaya-Hülle. *Alle* in diese emotionale Körperhülle eingeprägten Gefühle dienen der spirituellen Weiterentwicklung des Individuums sowie der Weiterentwicklung und Fortführung der Gemeinschaft allen Lebens im Universum – mögen sie auch noch so schmerzhaft sein.

Für Aurasichtige, aber auch für Ungeübte ist diese dritte Körperhülle durchaus spürbar. Machen Sie bei Ihrem nächsten Besuch in einem Straßencafe folgenden kleinen Test.

Übung: **Straßencafé**

› Setzen Sie sich in ein Straßencafé oder auf eine Parkbank.
› Beobachten Sie die Vorbeigehenden unauffällig.
› Versuchen Sie, ihre geistig-emotionale Hülle zu erkennen.
› Erspüren Sie, ob die Menschen glücklich, traurig oder im Gleichgewicht sind. Bewerten Sie das Wahrgenommene nicht.
› Versuchen Sie einfach, Manomaya Kosha zu entdecken.

Es ist sicher schon vorgekommen, dass Sie eine Kollegin oder einen Freund gefragt haben, warum sie oder er heute so traurig oder so glücklich wirkt (ohne dass dies zuvor verbal kommuniziert wurde). Diese Übung ist die praktische Umsetzung dieser Wahrnehmung und dient dazu, Ihr Empfinden für andere Menschen zu schulen und zu verfeinern. Wenn Sie anderen, fremden oder bekannten Menschen helfen möchten, senden Sie aus der Mitte Ihres Herzens einen Lichtstrahl, der die Person umschmeichelt und einhüllt. Ein solches feinstoffliches Licht bewirkt oft mehr als tausend Worte.

Eckhardt Tolle bezeichnet einen Anteil des Manomaya Kosha als Schmerzkörper, der sich von Leid und Schmerz ernährt und danach süchtig ist. Dieser Hunger nach Schmerz führt zu einer unablässigen Sucht, die sogar Leid heraufbeschwört, wo gar keines ist. Der Hunger nach Schmerz kann wiederum allerlei fiktiven Schmerz verursachen, weil man sich nach scheinbar vergangenem Glück sehnt. In unbeobachteten Momenten bäumt sich der Schmerzkörper auf und verlangt sein Recht auf Nahrung, obwohl alles gerade ganz gut läuft. Zweifel an der Liebe des Partners, Eifersucht oder Melancholie treten auf, obwohl es gar keinen äußeren Anlass dafür gibt. Das sind die typischen Momente, in denen der Schmerzkörper die Herrschaft über Manomaya Kosha übernimmt. Sie können den oft autark agierenden Schmerzkörper in seine Schranken verweisen, indem Sie sich bewusst machen, dass er es ist, der hier nach Schmerz und Leid schreit oder Schmerz und Leid tatsächlich erlebt, und nicht Ihr wahres Wesen. Beobachten Sie sich selbst und enttarnen Sie Ihre eindimensionalen Gedanken. Das ist die größte Herausforderung auf jedem Bewusstseinsweg.

Körperlicher Schmerz gerät schnell in Vergessenheit, aber die Erinnerung an emotionalen Schmerz (oder emotionales Glück) bleibt bis zur nächsten Wiedergeburt im Manomaya Kosha. Ängste, Aggressionen, Einsamkeit und Zurückweisung sind der Manomaya-Matrix quasi eingeprägt und verursachen entsprechende Störungen in der Aura. Aber auch Glück und tiefe Zufriedenheit zeigen sich in dieser Auraschicht und können bewusst gestärkt werden.

Vijnanamaya Kosha – die Hülle der Weisheit

Vijnana bedeutet Erkenntnis im spirituellen Sinne. Es geht um Einsicht und sogenanntes »höheres Wissen«, wie Weisheit und Verwirklichung des eigenen Selbst in der Philosophie des Yoga genannt werden.

Die »Hülle der Weisheit« enthält alle Erkenntnisse, die die Seele in früheren Leben gewonnen hat. Und sie wird stetig um die Einsichten des aktuellen Lebens und aller künftigen Reinkarnationen erweitert. Vielleicht sind auch Ihnen schon alte wie junge Menschen begegnet, deren Weisheit Sie beeindruckt hat, die auf beeindruckende Art und Weise Ruhe und Gelassenheit ausstrahlten. Dann haben Sie deren Vijnanamaya-Hülle gefühlt oder wahrnehmen dürfen. Wenn man von der »Weisheit des Alters« spricht, mag sich dies auf das irdische Älterwerden beziehen. Es ist aber auch eine kosmische Wahrheit, denn mit jeder im Diesseits oder Jenseits gemachten Erfahrung wird Vijnanamaya Kosha größer und verbindet sich untrennbar mit der Identität der einzigartigen Seele. Menschen mit reichem Vijnanamaya Kosha vertrauen ganz und gar ihrer Intuition und handeln entsprechend. Sie werden darum auch »alte Seelen« genannt.

Die »Hülle der Weisheit« wird von der Akasha-Chronik genährt und nährt ihrerseits das Akasha-Medium im ewigen Kreislauf des feinenergetischen Austauschs. Diese vierte Hülle, Vijnanamaya Kosha, ist dem grobstofflichen Körperdesign kaum noch angepasst. Die Grenzen dieser feinstofflichen Hülle fließen und vibrieren. Je weiter die Kosha-Schichten vom physischen Körper entfernt sind, desto höher und feinstofflicher sind ihre Schwingungsfrequenzen. Menschen, die viel meditieren und ein spirituelles Leben führen, verfügen über eine fühlbar große Schutzhülle, weshalb sich andere Personen in ihrer Gegenwart meist wohl und geborgen fühlen.

Anandamaya Kosha – die Hülle der Glückseligkeit

Die »Hülle der Glückseligkeit« hat eine sehr hohe feinstoffliche Schwingungsfrequenz, die als ganz besondere Ausstrahlung oder einzigartiges Charisma eines Menschen wahrnehmbar ist. Wenn jemand zutiefst ausgeglichen, zufrieden, in sich ruhend und (im spirituellen Sinne) wahrhaft glücklich ist, können andere dies deutlich spüren. Solche Menschen halten nicht an irdischen Dingen wie Hab und Gut fest, sondern leben ihre Spiritualität.

Ananda bedeutet »Wonne« und »göttliche Glückseligkeit«, was eine Qualität umschreibt, die ganz und gar frei von jedweder sinnlicher Färbung sowie von menschlichen Emotionen ist. Am häufigsten ist in Verbindung mit Anandamaya Kosha vom Zustand der Erleuchtung die Rede, der sich in dieser fünften Körperhülle manifestiert und die entsprechende Person eins werden lässt mit dem Erkennen dessen, was Schöpfung bedeutet und beinhaltet. In Anandamaya Kosha verschmilzt das physische Dasein im Moment der Erleuchtung mit dem kosmischen Wissen. Dieser Zustand der Erleuchtung mag kurzzeitig aufflackern oder sich schließlich dauerhaft manifestieren. Vielen Yogameistern, die *Samadhi* (wie Erleuchtung im Sanskrit genannt wird) erlangt haben, wurde der Namensanhang *Ananda* verliehen, so beispielsweise Yogananda, Vivekananda oder Shivananda.

Anandamaya Kosha ist die fünfte und letzte Hülle, die das Selbst bedeckt, »durch mich« (*maya*) entsteht und für Aurasichtige »sichtbar« ist. Anandamaya Kosha ist die Verbindungshülle zwischen dem Selbst und der Schöpfung. Es gibt ein schönes Mantra, mit dem diese Hülle genährt und das Dasein harmonisiert werden kann. Es ist ein Wunsch, eine Bitte oder ein Gebet, das mehrmals am Tag rezitiert werden soll und »Wahrheit, Weisheit, Wonne« bedeutet.

Rezitation: Ananda Mantra

› Wiederholen Sie laut oder gedanklich mehrere Male am Tag und mindestens dreimal hintereinander das Mantra *Sat Chit Ananda.*

› Damit bitten Sie die Schöpfung um das Erkennen des Wahren *(Sat)*, um Zuteilwerdung von Weisheit *(Chit)* und das Erlangen von Wonne (*Ananda* im Sinne von Erleuchtung).

Jiva Kosha – die Hülle der Seele

Genau genommen ist Jiva Kosha keine Körperhülle mehr, wohl aber ein Teil des Energiefeldes der Seele – die »Hülle der Seele« selbst. Diese Energiehülle ist individuell und einzigartig und nur für die Zeit der Inkarnation mit dem jeweiligen physischen Körper verknüpft, aber für alle Ewigkeit mit der Seele verbunden.

Jiva ist die Wesenheit, die unser Wahres, unser Innerstes prägt und alle Weisheit der Schöpfung in sich trägt. Mit Jiva in Kontakt zu kommen, ist das Ziel aller Selbstfindungsprozesse und Meditationsformen. Jiva Kosha wiederum ist in seiner einzigartigen Ausprägung ein Teil des großen Ganzen – genau wie alle grobstofflichen und feinstofflichen Ausdruckformen des Lebens ein Teil des Ganzen sind.

Als sechste Ebene der Aura stellt Jiva Kosha die hoch schwingende Feinstofflichkeit dar, die in fließender Verbundenheit mit der letzten Hülle steht, welche weder räumliche noch gedankliche Grenzen hat.

Brahma Kosha – die Hülle der Göttlichkeit

Bei Brahma Kosha kann man nicht mehr im eigentlichen Sinne von einer Hülle sprechen, aber dennoch ist die Vorstellung eines göttlichen Mantels, der das Individuum schützend umhüllt und eine wohlige Empfindung hervorruft, für uns Menschen durchaus nachvollziehbar. Stellen Sie sich nochmals einen feinen Seidenstoff vor, der Sie umhüllt und wie eine Fahne im Weltenwind ganz weit hinaus ins Weltall weht. Ein Seidenhauch, der Sie mit dem Universum verbindet. Wer sich lange mit den Themen Feinstofflichkeit und Spiritualität oder auch mit einer Glaubensrichtung oder Religion beschäftigt, wird diesen Mantel der göttlichen Zuflucht und Wärme möglicherweise kennen und erfühlen können. In dieser ätherischen Schicht findet der Übergang zwischen Individuum, Seele und Schöpfung statt. Auf dieser Ebene ist die feinstoffliche Energie im Gleichklang und auf einer Schwingung mit der Energie des Kosmos. Versuchen Sie, sich beim Visualisieren des Brahma Kosha von sämtlichen Bildern eines Gottes mit Bart, eines Buddha oder einer indischen Götterfigur zu lösen. Das sind alles nur Projektionen des menschlichen Verstandes, der versucht, das Wunder des Seins und der Existenz zu interpretieren. Die »Schöpfung«, das »göttliche Prinzip« oder die »Urquelle« sind als Begriffe völlig neutral und nicht mit herkömmlichen Regeln oder Dogmen verbunden.

Brahma Kosha ist aus der eingeschränkten Perspektive des menschlichen Daseins nicht fassbar und auch nicht sichtbar, aber dennoch findet jeder Mensch, der in sich geht, meditiert und nach spiritueller Erkenntnis sucht, einen Teil des höheren, göttlichen Prinzips in sich selbst, das ihm Trost und Zuversicht spendet und Urvertrauen schenkt. Es ist durchaus möglich, diese äußere Hülle durch Meditation zu stärken, sodass durch die stetige Läuterung und Minimierung der Ratio immer mehr göttliches Licht zu den weiter innen liegenden Koshas vordringen und sogar intensiver auf den physischen Körper einwirken kann. Brahma Kosha ist der göttliche Teil unserer Existenz und besteht aus purer feinstofflicher Energie von allerhöchster Schwingung. Brahma Kosha existiert seit Anbeginn der Zeit und der kosmischen Evolution – unsterblich im ewigen Meer der Zeit und der feinstofflichen Energie. Diese äußere Hülle macht den feinenergetischen Austausch zwischen Schöpfung und Körper – von außen nach innen sowie von innen nach außen – überhaupt erst möglich.

In allen sieben Körperhüllen und auch im physischen Körper selbst gibt es Bereiche, wo der energetische Sog besonders stark ist und wo demnach ein besonders intensiver Energieaustausch stattfindet. Stellen Sie sich eine Badewanne voll von wohlig warmem Wasser vor, das nach belebenden und heilenden Essenzen duftet. Dieses Wasser symbolisiert das Meer der feinstofflichen Energie, das Ihren Körper in Form der genannten Hüllen umgibt. Der Wassertrichter, der entsteht, wenn Wasser zugefügt wird, kommt in Form und Aussehen der Vorstellung, die wir von einem Chakra haben, sehr nahe.

3 Chakras – wo Seele und Körper verschmelzen

Die Chakra-Lehre ist alt und mystisch zugleich, aber auch wieder sehr modern, da gerade heute viele Menschen auf der Suche nach ganzheitlicher Heilung, nach neuen, persönlichen Energieressourcen und spirituellen Antworten sind. Die Chakra-Lehre ist nicht abgehoben esoterisch und eigentlich für jeden nachvollziehbar, der sich offen damit auseinandersetzt und in der einen oder anderen Übung an das Thema Feinstofflichkeit herantastet.

Das Wissen und die traditionelle Erfahrung der Chakra-Lehre werden der Tantra-Yoga-Philosophie zugeordnet und stammen aus der Zeit um 1500 nach Christus, als die Menschen anfingen, ihren Körper zu schätzen und als Gefäß der Lebendigkeit in ihrer derzeitigen Inkarnation wahrzunehmen. Die Kulturepoche des Tantrismus war von vielen Veränderungen geprägt. Die Bevölkerung wuchs stark an, was soziale Umbrüche zur Folge hatte. Die Menschen verließen sich nicht mehr nur auf Gebete und Opfergaben an die Brahmanenkaste, auf dass diese für ihr Seelenheil beten möge. Man wollte selbst aktiv werden, sich Zugang zum Wissen der intellektuellen Brahmanen verschaffen und den Sinn des Lebens verstehen. Diese Veränderungen fanden nicht von heute auf morgen statt, sondern zogen sich über etliche Jahrhunderte hin, in denen die Menschen anfingen, den eigenen Körper mehr und mehr als göttliches Geschenk anzuerkennen und ihm Aufmerksamkeit und Achtung zu zollen.

Vor diesem Hintergrund entwickelten sich innerhalb von einigen hundert Jahren Lehre und Praxis des Hatha-Yoga, der im Gegensatz zu der bereits Jahrtausende alten Yoga-Philosophie nun auch den Körper in das geistige Konzept des Yoga einbezog. Hatha-Yoga umfasst – neben der spirituellen Suche nach kosmischem Wissen – auch zahlreiche Körperhaltungen (*Asanas*), Atemübungen (*Pranayama*) und die Praxis der Körperregeneration (*Shavasana*), um den Körper als Gefährten auf dieser Lebensreise möglichst lange gesund zu erhalten. Es galt und gilt der Grundsatz, dass nur ein körperlich gesunder Mensch eine höhere geistige Perspektive erreichen kann, wenn der Organismus ohne Blockaden oder Störungen funktioniert. Damit wurde auch die Chakra-Lehre populärer und mit ihr das verfeinerte Wissen um die Existenz und Funktion dieser Energiezentren des Körpers.

Chakra bedeutet »Rad«, »Kreis«, »Diskus« oder »Ring«. Meist wird ein Chakra als Zentrum beschrieben, das dem Austausch feinstofflicher Prana-Energie zwischen den Körperhüllen und dem physischen Körper dient. Chakras sind – gemäß ihrer feinstofflichen Natur – keine grobstofflich nachweisbaren Organe. Sie können aber durchaus erspürt und auch gefördert werden und sind bei Störungen für jeden Menschen erfahrbar. Bevor Sie nun weiterlesen und Ihren Kopf mit Informationen und Interpretationen füllen, empfehle ich Ihnen eine weitere Übung, die Sie zu zweit ausführen können, um die wichtigsten Chakras im Körper zu erspüren. Machen Sie die Übung schweigend. Registrieren und erspüren Sie, was dabei geschieht. Sprechen Sie erst über Ihre Erfahrungen, nachdem Sie beide jeweils einmal passiv und aktiv waren.

Partnerübung: **Chakras**

› Sorgen Sie für eine wohlige Atmosphäre und dafür, dass Sie mindestens eine halbe Stunde ungestört sind.
› Legen Sie eine warme Decke auf den Boden und bitten Sie Ihren Übungspartner auf dem Rücken liegend darauf Platz zu nehmen.
› Bitten Sie Ihren Übungspartner vorab um die Erlaubnis, in sein persönliches Energiefeld einzugreifen.
› Knien oder setzen Sie sich seitlich von Ihrem Übungspartner, ohne ihn an irgendeiner Stelle seines Körpers zu berühren.
› Schließen Sie beide die Augen und atmen Sie gemeinsam ein und aus, bis Sie sich an die Situation gewöhnt haben und die neugierige Spannung nachlässt.
› Entspannen Sie beide Ihre Muskulatur und lassen Sie alle Erwartungen los.
› Machen Sie sich das feinstoffliche Energiefeld um sich herum bewusst.
› Spüren Sie die Lebendigkeit und Vitalität in Ihrem Körper.
› Als sitzende Person stellen Sie sich vor, wie Wärme oder Licht in Ihre Handflächen fließt.
› Die liegende Person verweilt in Ruhe und Entspannung und lässt sich von der Erde tragen.
› Als sitzende Person öffnen Sie die Augen.
› Heben Sie eine Hand an und halten Sie diese etwa zehn Zentimeter unterhalb des Schambeins Ihres Partners, ohne dessen Körper zu berühren.
› Lassen Sie die Hand über Ihrem Übungspartner schweben und achten Sie darauf, dass Sie seinen Körper weder mit den Knien noch mit anderen Körperteilen berühren.
› Nehmen Sie wahr, wie sich der Bereich energetisch anfühlt.
› Spüren Sie mit Hilfe Ihrer sensiblen Handfläche, was es zu spüren gibt.

- Verweilen Sie als aufmerksamer und neutraler Beobachter solange Sie mögen.
- Als nächstes lassen Sie Ihre Handfläche in Höhe des Schambeins über Ihrem Übungspartner schweben.
- Spüren Sie über Ihre Handfläche und mit Hilfe Ihrer intuitiven Wahrnehmung, was es zu spüren gibt.
- Wenn sich die Temperatur verändert, ist die feinstoffliche Energie weniger intensiv oder intensiver zu spüren.
- Verweilen Sie so lange Sie mögen.
- Dann halten Sie Ihre Hand in etwa zehn Zentimeter Abstand über den Bereich zwischen Nabel und Oberbauch.
- Spüren Sie, was es zu spüren gibt, und verweilen Sie nach eigenem Ermessen an dieser Stelle und in dieser Wahrnehmung.
- Anschließend halten Sie Ihre Handfläche über die Mitte der Brust am Ende des Brustbeins.
- Auch hier erspüren Sie über Ihre Handfläche, was es zu spüren gibt.
- Als nächstes lassen Sie Ihre Hand über dem Kehlkopf Ihres Übungspartners schweben.
- Verweilen Sie und erspüren Sie aufmerksam, was es zu spüren gibt.
- Anschließend lassen Sie Ihre Hand über der Stirnmitte Ihres Übungspartners schweben.
- Spüren Sie, was es zu spüren gibt.
- Als nächstes lassen Sie Ihre Hand über dem Scheitel Ihres Partners schweben.
- Nachdem Sie die Chakras am Rumpf und am Kopf erspürt haben, verändern Sie Ihre Körperhaltung und knien sich vor Ihren Übungspartner.
- Halten Sie Ihre beiden Hände schwebend über die Fußrücken Ihres Partners.
- Spüren Sie, was es zu spüren gibt.

- Zum Abschluss schütteln Sie Ihre Hände leicht aus.
- Bitten Sie Ihren Übungspartner, mit Ihnen gemeinsam tief ein- und auszuatmen, dann allmählich die Augen zu öffnen und sich achtsam zu dehnen und zu strecken.
- Ohne sich vorerst über das Erspürte zu unterhalten, tauschen Sie die Rollen.
- Nun liegen Sie auf dem Rücken und Ihr Übungspartner erspürt die feinstofflichen Energiezonen Ihres Körpers über seine Hände.
- Nach beiden Durchgängen sprechen Sie über das, was Sie jeweils beim anderen erspürt haben – was Sie als liegende Person empfunden und was Sie als sitzende Person gefühlt haben.

Mit unvoreingenommener Objektivität und intensiver Konzentration können Sie diese Übung auch allein machen, falls Sie keinen Übungspartner finden. Am besten sitzen Sie dabei entspannt auf einem Stuhl und halten Ihre Hände abwechselnd vor die angegebenen Körperzonen. Der Wahrnehmungseffekt ist im Austausch mit einer zweiten Person allerdings intensiver. Die Übung lässt Sie erfahren, wo im Körper die wichtigsten Chakras lokalisiert sind und wie sie arbeiten.

Ich habe diese Übung in diversen Workshops mit vielen Menschen gemacht beziehungsweise machen lassen, und es ist immer wieder faszinierend zu sehen, wie nachhaltig Teilnehmer, die sich zuvor noch nie mit feinstofflicher Energie und der Chakra-Lehre befasst haben, die Energiezentren spüren und erleben, sogar in unterschiedlicher Intensität. Nach einem solchen Übungserlebnis ist es viel leichter, über Energie- und

Chakra-Arbeit zu sprechen und deren heilende Kraft für den eigenen Körper zu erkennen und einzusetzen.

Während der Übung spüren beide Übungspartner eine Energieanhäufung oder eine Art Energiesog an spezifischen Stellen des Körpers – durchaus unterschiedlich stark, was vorerst uninterpretiert bleiben soll. Erstaunlich ist jedenfalls, dass ohne Berührung der Haut oder des Körpers auf fast magisch anmutende Weise ein Kontakt zwischen Hand und Körper hergestellt werden kann, der für beide Übungspartner spürbar ist. Machen Sie sich keine Sorgen, falls es Ihnen zunächst nicht gelingt, diesen Kontakt zu spüren. Die dafür nötige Entspannung und Konzentrationsfähigkeit mag bei dem einen oder anderen noch nicht vorhanden sein, weil sie einfach neu und ungewohnt sind.

Bei den erspürten Zonen handelt es sich um die wichtigsten feinstofflichen Energiepunkte des Körpers, die als Haupt-Chakras bezeichnet werden. Es sind die Orte, wo Seele und Körper miteinander verschmelzen.

Die zentralen Energiepunkte

Bei den zentralen Energiepunkten, die Sie während der Übung an Ihrem Partner oder sich selbst entdeckt haben, handelt es sich um die sieben Haupt-Chakras des menschlichen Körpers. In diesen sieben Bereichen, die entlang der Wirbelsäule zu finden sind, ist der feinstoffliche Energieaustausch besonders deutlich spürbar. Die traditionelle Chakra-Lehre berichtet jedoch von sagenhaften 88.000 Chakras im menschlichen Körper. Im Grunde ist jeder Quadratmillimeter der menschlichen Körperhülle ein Energiepunkt. Und mit dem Wissen um die Koshas und das enorme feinstoffliche Energiefeld um uns herum ist dies durchaus vorstellbar.

Die sieben Haupt-Chakras

Wurzel-Chakra – liegt am Ende der Wirbelsäule und ist wie das Steißbein zur Erde ausgerichtet.

Sakral-Chakra – ist in Höhe des Schambeins zu spüren, jeweils auf der Vorder- und Rückseite des Körpers.

Solarplexus-Chakra – ist etwa drei Zentimeter oberhalb des Nabels zwischen Nabel und Oberbauch aktiv, jeweils auf der Vorder- und Rückseite des Körpers.

Herz-Chakra – liegt in der Mitte der Brust und des Rückens auf gleicher Höhe mit Ausrichtung nach vorn beziehungsweise hinten.

Hals-Chakra – ist auf Höhe des Kehlkopfes beziehungsweise Nackens mit Ausrichtung nach vorn beziehungsweise hinten fühlbar.

Stirn-Chakra – liegt in der Mitte der Stirn beziehungsweise des Hinterkopfes und ist ebenfalls nach vorn und hinten ausgerichtet.

Kronen-Chakra – liegt oberhalb des Scheitels und ist gen Himmel gerichtet.

Einige Neben-Chakras an Händen, Füßen, Knien und Brustwarzen gelten ebenfalls als relativ leicht spürbar und ertastbar. Die Kenntnis aller 88.000 Chakras ist vermutlich eingeweihten Yogis vorbehalten.

Auch die Traditionelle Chinesische Medizin (TCM) verweist auf zahlreiche Energiepunkte des Körpers, die als Akupunkturpunkte genutzt werden, um blockierte Energiebahnen mit Hilfe von Nadelstichen zu reizen und den Energiefluss auf diese Weise wieder zu normalisieren. Auch die moderne Medizin weiß um Nervengeflechte an bestimmten Körperstellen, die sensibel reagieren und die gestört sein können. Eines der bekanntesten Nervengeflechte ist der Solarplexus (das Sonnengeflecht), der von manchen Wissenschaftlern als Teil des Bauchgehirns verstanden wird.

Grobstoffliches und Feinstoffliches trifft an vielen Stellen aufeinander. 88.000 Chakras – das mutet gar nicht mehr so atemberaubend an, wenn man bedenkt, dass in einem Quadratzentimeter Haut zirka vier Meter Nervenbahnen nachweisbar sind. Doch auch ohne medizinisches Wissen können Sie Ihren Körper durch regelmäßiges Visualisieren, Meditieren und Handauflegen nachhaltig mit feinstofflicher Energie versorgen. Die Chakra-Aktivierung ist relativ leicht praktizierbar und wirkt in jedem Fall vitalisierend, energetisierend und heilend.

Formen und Funktionen der Chakras

Chakras transformieren die feinstoffliche, Leben spendende Energie, die überall um uns herum reichlich vorhanden ist, jederzeit angezapft und vor allem intensiver genutzt werden kann, als wir es bisher tun.

Koshas umhüllen den Körper und bilden das Verbindungsfeld zwischen Mensch und Schöpfung. Chakras sind Orte, an denen die in hohen Frequenzen schwingende, feinstoffliche Energie so transformiert wird, dass sie den Organismus mit Lebendigkeit erfüllen kann. Der feinstoffliche Energiefluss wird von der Geburt des Körpers an aktiviert.

Die feinstoffliche Energieversorgung des Embryos findet über die Chakras der Mutter statt. Ohne Prana könnte kein Organismus existieren, und das gilt nicht nur für Menschen, sondern auch für die Flora und Fauna. Ohne Anbindung des feinstofflichen Energiefeldes an die unmittelbare Umgebung und ohne Verbindung zur kosmischen Schöpfung ist kein Leben möglich.

Eine minimale Grundversorgung mit Prana über die Chakras ist also stets sichergestellt. Aufgrund unserer künstlichen Lebensweise kann es allerdings partiell und zeitweilig zu einer eingeschränkten Versorgung mit Prana kommen, und dadurch können organische oder systemische Erkrankungen des Körpers entstehen. Dem Einhalt zu bieten beziehungsweise vorzubeugen, ist ein erheblicher Teil der Chakra-Arbeit. Das Wissen um die Kraft der Feinstofflichkeit macht es jedem möglich, heilend auf den eigenen Körper einzuwirken und Erkrankungen vorzubeugen. Die ideale Umsetzung dieses Wissens bewirkt nämlich eine erhöhte Zufuhr von Prana und schenkt Körper, Geist und Seele entsprechend mehr Vitalität und Lebensfreude. Der feinstoffliche Energiefluss und die Transformationsarbeit der Chakras beruht immer auf einer Wechselwirkung zwischen Energiefeld und Körper. Das heißt, das Energiefeld oder Chakra kann belebend auf den Körper einwirken, und umgekehrt beleben die Aktivitäten des Körpers das Energiefeld.

Üblicherweise werden Chakras als Blüten dargestellt. Meist sind es stilisierte Lotusblüten, denn diese gelten in der indischen Kultur als heilig und energiereich. Mit langen Wurzeln und langen Stilen vermag sich die Lotuspflanze aus dem schlammigen Untergrund eines Sees bis zu Wasseroberfläche emporzuarbeiten, um ihre Knospen dem Licht des Himmels entgegenzustrecken und in voller Schönheit und Pracht in den warmen Sonnenstrahlen zu erblühen. Lotusblüten gelten in der gesamten asiatischen Welt als Symbol für Reinheit, Feinstofflichkeit und Erhabenheit.

Ganz allgemein haben Blüten die Eigenschaft, sich je nach Mond- oder Sonnenstand zu schließen oder zu öffnen. In diesem Punkt sind sie den Chakras sehr ähnlich. Chakras sind geformt wie Trichter, die aus hauchdünnen, filigranen Blütenblättern bestehen (so die Lehre). Allerdings öffnen oder schließen sie sich nicht einfach. Es ist eher ein Vibrieren oder Pulsieren. Oft werden die Chakras auch mit Windrädern verglichen, die sich mal in die eine, mal in die andere Richtung drehen. Es ist so etwas wie ein Vor- und Zurücktänzeln, eine sanfte Bewegung hierhin und dorthin, das sanfte Schaukeln einer Blüte im Wind, das Auf und Ab in den Wogen des Lebens. Je nach Lage und aktuellem Zustand der Chakras, können die tänzelnden Trichter einen größeren oder kleineren Durchmesser haben.

Durch die pulsierende Bewegung wird die feinstoffliche Energie transformiert, in den Körper geleitet und für die grobstoffliche Substanz der Organe und Zellen aufbereitet. Der Sog nach innen – zum Körper hin – ist im Bereich der sieben Haupt-Chakras sehr intensiv spürbar, wie die obige Partnerübung deutlich gemacht hat. Dennoch ist die Energieströmung unterschiedlich stark ausgebildet und kennzeichnend für die Menge der benötigen Feinstofflichkeit oder für eine Störung des betreffenden Chakras, beziehungsweise der zugeordneten Körperzone, wie in den nachfolgenden Kapiteln nachzulesen sein wird.

Die Funktion der Chakras beeinflusst die Gesundheit des gesamten Körpers, weil sie die Kraftorte sind, an denen Körper, Geist und Seele miteinander agieren.

Die energetischen Verbindungen

Alle Chakras sind eingebettet in die feinstofflichen Koshas, die den Körper umhüllen. Sie verjüngen sich wie Trichter zur jeweiligen Körperzone – zum Beckenbereich, zum Bauchbereich, zum Brustbereich und zum Hals- und Kopfbereich sowie zu den Zonen der Hände, der Füße, der Knie und anderer Neben-Chakras.

Das Innere des Körpers ist von Energiebahnen durchzogen, welche die feinstoffliche Lebenskraft des Prana durch den Körper leiten und alle Chakras miteinander verbinden. Die traditionelle Chakra-Lehre spricht von 72.000 solcher Energiebahnen (Nadis). Jedes der sieben Haupt-Chakras ist überdies auf ganz spezifische Weise mit einer der sieben Körperhüllen verbunden, sodass Koshas und Chakras miteinander pulsieren und in idealer Weise miteinander harmonisieren. Tatsächlich ist jeder menschliche und tierische Körper ein pulsierendes, immer aktives Energiefeld. Sobald der menschliche Geist und die körperlichen Sinnesorgane gelernt haben, multidimensional zu sehen, zu fühlen, zu denken und zu interpretieren, wird es uns möglich, die herrliche Lebendigkeit, die feinenergetische Kraft und das göttliche Licht in unserem Körper zu erkennen. Es ist ein Prozess der Annäherung, der viel Zeit und Geduld erfordert.

Die Funktionen der Organe und des Blutes sind nur ein sehr geringer Teil dessen, was biochemisch, aber auch feinenergetisch jede Sekunde im wachen oder schlafenden Organismus vor sich geht – unbeobachtet und unbeachtet. Die Chakra-Lehre und das Wissen um das Wirken der Lebensenergie vermitteln zunehmende Aufmerksamkeit, Achtsamkeit und Demut dem eigenen Körper gegenüber. Der Körper ist der Tempel Gottes, ein Tempel voll von feinstofflicher Energie, aus dem alle Gedanken, Gefühle und Handlungen hervorgehen.

Die Kundalini

Kundalini ist ein weiterer Begriff, der in engem Zusammenhang mit der Chakra-Lehre und dem Wissen um die Welt der Feinstofflichkeit steht. *Kundalini* bedeutet »Schlangenkraft«. Es handelt sich um eine besondere Art von Körperenergie, die durch intensiven Zufluss von Prana genährt wird und sich eines Tages – so das Ziel jeder Yoga- und Meditationspraxis – aus ihrer ruhenden Position im Beckenraum erheben und den Körper entlang der Wirbelsäule in einem feinstofflichen Kanal namens Sushumna durchströmen wird, um die subtile Kraft aller Chakras in vollendetem Maße zu intensiveren und zu vereinen. Damit könnte man den körperlichen Verfall minimieren, das Leben verlängern und die Seele aus dem Kreislauf der körperlichen Reinkarnationen befreien.

Die Kundalini soll als Verstärker für alle feinstofflichen Vorgänge im Körper genutzt werden und die Haupt- und Neben-Chakras sowie die anderen 88.000 Chakras und die 72.000 Nadis mit Prana durchfluten. Wenn alle diese Energieströme zusammentreffen und gebündelt werden, bewirkt dies die Wiedervereinigung und Verschmelzung des Individuums mit dem Urquell der Schöpfung.

Personen, die den feinenergetischen Strom in ihren Körpern auf die beschriebene Art und Weise verstärken können, wird die kosmische Weisheit zuteil und sie erfahren den Zustand der Erleuchtung. Demnach ist die Kundalini eine feinstoffliche Energieressource, ein Katalysator, der zwar in jedem Körper vorhanden ist, aber kaum genutzt wird. Hatha-Yoga und Chakra-Arbeit verstärken die Kraft der Kundalini, was zu einer verbesserten Gesundheit des Körpers und im Idealfall sogar für immerwährende Harmonie von Körper, Seele und Geist sorgt.

4 Chakra-Diagnose – ein Selbsttest

Bevor Sie in den folgenden Kapiteln mehr über die spirituelle, psychologische und physiologische Bedeutung der wichtigsten Chakras erfahren, empfehle ich Ihnen, sich einige Notizen zu machen und Ihr momentanes feinstoffliches Energiefeld zu analysieren.

Jedes Chakra versorgt spezifische Körperzonen mit feinstofflicher Energie und stärkt damit Ihre mentalen Fähigkeiten beziehungsweise Ihre Persönlichkeitsmerkmale. Anhand von körperlichen Symptomen oder mentalen Schwächen können Sie selbst feststellen, welche Ihrer Chakras einer Stärkung bedürfen, um Krankheiten vorzubeugen oder Beschwerden zu heilen. In den einzelnen Chakra-Kapiteln finden Sie entsprechende Übungen, Meditationen und Visualisierungen. Generell ist es empfehlenswert, die gesamte feinstoffliche Kraft aller Chakras täglich anzureichern, um für das Auf und Ab des Alltags gewappnet zu sein und ein harmonisches, ausgeglichenes Leben zu führen.

Die folgende Chakra-Eigendiagnose ist immer eine Momentaufnahme, eine sehr persönliche Analyse, die sich nach einigen Wochen durchaus anders darstellen kann. Die Chakra-Lehre ist ganz allgemein ein Weg zur Selbsterkenntnis, der Sie für Ihr Körper-Geist-Seele-System sensibilisiert und Ihre persönliche Wahrnehmung verfeinert. Wenn Sie sich länger mit dem Thema Feinstofflichkeit und Chakra-Energie beschäftigen, werden Sie zunehmend aufmerksamer gegenüber sich selbst und sind später ganz automatisch in der Lage, eine mögliche Chakra-Dysfunktion zu analysieren und sozusagen selbst und sofort zu reparieren.

Mit Ihrem Chakra-Wissen wächst Ihre individuelle Fähigkeit, sich selbst körperlich, geistig und seelisch zu heilen. Ein regelmäßiger Selbsttest (als Wochenend- oder Abendritual) ist in diesem Zusammenhang sehr empfehlenswert, denn Chakras sind filigrane Transformatoren, die stets das Minimum an Prana-Zufuhr bewerkstelligen, aber durchaus auf aktuelle Begebenheiten im Umfeld reagieren. Auch hier ist wieder multidimensionale Offenheit gefordert, denn emotionale Dysbalancen können sich rasch als physiologische Dysfunktionen ausdrücken und umgekehrt. Das Chakra-Wissen lehrt, dass Körper, Geist und Seele nicht voneinander zu trennen sind, sondern eine heilige Funktionseinheit darstellen. Was den Geist belastet, belastet auch den Körper.

Beantworten Sie die unten stehenden Fragen mit ja oder nein und notieren Sie sich Ihre derzeitigen Gedanken dazu, damit Sie den Selbsttest, den Sie in einigen Wochen oder Monaten machen, mit dem von heute vergleichen können, um – sicher positive – Veränderungen festzustellen.

Selbsttest: Chakra-Diagnose

Körperliche Beschwerden:

- Haben Sie körperliche Beschwerden in den Füßen, den Knien oder im unteren Rücken?
- Haben Sie regelmäßig Unterleibsbeschwerden (Verdauung, Menstruation, Blase)?
- Neigen Sie zu Durchfall oder Verstopfung?

- Leiden Sie zeitweilig oder permanent an Magenschmerzen oder Sodbrennen?
- Neigen Sie zu Bluthochdruck?
- Erkranken Sie öfter an bronchialen Infekten oder Halsentzündungen?
- Leiden Sie an einer Dysfunktion der Schilddrüse?
- Haben Sie regelmäßig Kopfschmerzen oder Migräne?

Psychologische Symptome:

- Fällt es Ihnen schwer, morgens aufzustehen?
- Empfinden Sie Ihr Leben als beschwerlich?
- Sind sie leicht aus der Fassung zu bringen?
- Sind Sie sehr empathisch?
- Sind Sie häufig nervös und unruhig?
- Finden Sie andere Menschen liebenswerter als sich selbst?
- Sind Sie ängstlich?
- Verwenden Sie häufig Notlügen?
- Verschweigen Sie Ihre Gefühle und Wahrnehmungen gegenüber anderen?
- Haben Sie eine hohe Stimme?
- Handeln Sie immer wohlüberlegt und durchdacht?
- Haben Sie öfter Zahnschmerzen?
- Lassen Sie sich von anderen steuern oder bestimmen?

Spirituelle Verknüpfungen:

- Fühlen Sie sich allein und verloren auf der Welt?
- Vermissen Sie einen tiefen Sinn in Ihrem Leben?
- Verneinen Sie ein höheres, göttliches Prinzip?
- Fehlt Ihrem Leben der Sinn?
- Fühlen Sie sich öfter haltlos und ausgelaugt?
- Vermissen Sie Wärme und Licht?
- Wünschen Sie sich einen ruhigen Lebensrhythmus?
- Spüren Sie Einsamkeit im Herzen?

- Würden Sie gern ein anderes Leben führen?
- Würden Sie gerne authentischer und selbstsicherer wirken?
- Wären Sie gern weiser und weitsichtiger?

Chakra-Harmonisierung – neue Energie für Körper, Geist und Seele

Die spezifischen Symptome und Zuordnungen werden in den folgenden Chakra-Kapiteln erläutert, aber ganz allgemein betrachtet lassen alle Ja-Antworten auf Störungen im feinstofflichen Energiefluss schließen. Denken Sie multidimensional und konzentrieren Sie sich bei Ihrer persönlichen Chakra-Arbeit nicht nur auf die körperlichen Symptome, die zugegebenermaßen am leichtesten nachvollziehbar sind. Ein Schnupfen beispielsweise hat nicht nur diese eine, körperliche Ebene, sondern ist häufig ein Zeichen dafür, dass Ihre Psyche von etwas die Nase voll hat. Jedem körperlichen Symptom und jeder handfesten Erkrankung gehen mentale Erschütterungen voraus. Oder es handelt sich um Signale der Seele, deren Stimme nicht vernommen wird, sodass ihr nichts anderes übrig bleibt, als sich über körperliche Beschwerden zum Ausdruck zu bringen, um auf spirituelle oder mentale Lücken und Missstände aufmerksam zu machen.

Deswegen kann man von körperlichen Symptomen auf eine minimierte Zufuhr feinstofflicher Energie über die Chakras zu den jeweils zugeordneten Körperzonen schließen, die gleichzeitig verschiedene mentale und seelische Bedeutungen für das ganzheitliche System des Menschen haben. In den folgenden Kapiteln werden die entsprechenden Verknüpfungen und Zusammenhänge dargestellt und zahlreiche Übungen zur Erhöhung des feinstofflichen Energiepotenzials einzelner Chakras empfohlen.

Eine Optimierung, Aktivierung und Harmonisierung der Chakra-Aufgaben wirkt sich einerseits lokal vitalisierend auf den zugeordneten Körperabschnitt aus, wirkt andererseits aber auch belebend und heilend auf das gesamte Dreier-System des Menschen, bestehend aus Körper, Geist und Seele. Nur wenn es keine Unterbrechungen im feinstofflichen Energiefluss gibt, ist das Dreier-System vollkommen gesund und glücklich.

Störungen treten mitunter akut oder auch langfristig chronisch auf. Um eine Chronifizierung von Symptomen zu vermeiden, ist es generell sinnvoll, täglich ein feinstoffliches Reinigungsritual auszuführen, das alle Chakras entlastet und mit frischer Energie belebt und so für Ihre persönliche ganzheitliche Heilung sorgt. Dazu mehr im letzten Kapitel dieses Buches.

5 Wurzel-Chakra – Ursprung und Urvertrauen

Das erste der sieben Haupt-Chakras ist ein kraftvolles, stärkendes Energiezentrum für Körper, Geist und Seele. Das Hauptthema dieses Chakras ist Urvertrauen sowie die lebenslange Verankerung innerhalb eines schöpferischen Prinzips. Assoziationen von hohen Bäumen mit kräftigen, tief in die Erde reichenden Wurzeln tauchen bei dem Begriff Wurzel-Chakra auf. Allein dieser Name verweist auf die essenzielle Bedeutung des ersten Chakras. Es geht um die Verwurzelung des Selbst in der Erde.

Das Wurzel-Chakra liegt am Ende der Wirbelsäule und verbindet die feinstoffliche Energie der Körperhüllen mit der physischen Erscheinung des menschlichen Körpers. Der filigrane Trichter des Wurzel-Chakras öffnet sich zur Erde und verjüngt sich zum Steißbein hin. Dieses Chakra versorgt den Menschen mit der Urform feinstofflicher Energie und trägt dazu bei, Seele, Körper und Psyche mit dem Lebensort, sprich dem Planeten Erde zu verschmelzen.

Die Sanskritbezeichnung für »Wurzel-Chakra« ist *Muladhara. Mula* bedeutet »Basis«, »Wurzel« oder auch »Beginn«. Das Wurzel-Chakra ist der feinstoffliche Beginn der Existenz, der dem grobstofflichen Körper Lebenskraft einhaucht. Es ist die Aufgabe des Wurzel-Chakras, für Harmonie und Ausgeglichenheit der irdischen Existenzform zu sorgen. Somit bildet es die Basis aller vitaler Eigenschaften des Dreiersystems aus Körper, Geist und Seele.

Das Wurzel-Chakra leitet feinstoffliche Energie tief ins Innere des unteren Beckenraums wo die Wirbelsäule im Steißbein endet. Der Beckenraum ist die Verbindung zwischen dem Oberkörper und den Beinen und gilt im übertragenen Sinne als Dreh- und Angelbereich zwischen Oben und Unten, Himmel und Erde, Sein und Vergehen. Ganz wie die Wurzeln eines Baumes, die tief in die Erde ragen, stellt das Wurzel-Chakra die zentrale Verbindung zwischen Erde, Mensch und Himmel dar.

Das Steißbein besteht aus einzelnen Wirbeln, die im Laufe von Jahrtausenden miteinander verschmolzen sind, und dieser ehemalige »Schweif« ist relativ schmerzempfindlich. Wer einmal auf sein Steißbein gefallen ist, weiß um den lang anhaltenden Schmerz beim Sitzen. Vielleicht ist das die körperliche Art und Weise, uns ab und zu an unsere Ursprünge und Wurzeln zu erinnern, sofern wir dieser Basis unseres Seins im geschäftigen Alltag nicht genügend Aufmerksamkeit schenken.

Die Wurzeln sämtlicher Lebensformen, auch die von Pflanzen und Bäumen sind empfindlich, weil hier die Kraft der Erde aufgenommen wird, und weil sich in der Erde eine starke Ansammlung sowohl feinstofflicher Energie als auch grobstofflicher Materie befindet. Über die Wurzeln wird die Nahrung für jegliches Wachstum aufgenommen. Außerdem bieten die Wurzeln starken Halt, enthalten als aktive Lebensadern den Saft des Lebens und leiten ihn dem Organismus zu.

Als wir Menschen den aufrechten Gang angenommen haben, wurde der ausbalancierende Schweif unnötig und unser Wurzelbereich distanzierte sich sowohl räumlich als auch symbolisch von der Erde. Nicht zuletzt deswegen fühlen sich manche Menschen so entwurzelt. Heute ist ein direkter Kontakt des Wurzel-Chakras mit der Erde kaum noch üblich. Er wurde abgelöst vom langen Sitzen auf einem Schreibtischstuhl

– einer Erfindung des Menschen, die eine mehr oder weniger passive Körperhaltung und aktive Arbeit auf praktische Weise miteinander vereint. Nachteil dieser sitzenden Körperhaltung ist jedoch, dass kaum noch feinstoffliche Urkraft angefordert wird. Das Wurzel-Chakra hat quasi nichts mehr zu tun, weil die Körperzone Becken kaum aktiv bewegt wird. Auf dem Stuhl sitzend vermisst vorerst niemand die Verwurzelung mit der Erde, da die Sitzfläche ein sitzendes Leben lang Halt bietet. Sitzend ist der Körper mehr oder weniger inaktiv. Wozu braucht man da noch Urvertrauen? Der Geist ist mit so vielen anderen Dingen des Alltags beschäftig. Als Folge verlangsamt sich die Energiezufuhr zum Wurzel-Chakra oder kommt sogar vollkommen zum Erliegen.

Es ist sehr erdend, beruhigend und heilsam, sich regelmäßig in der Natur auf die Erde zu setzen und das Wurzel-Chakra direkt den stärkenden Energien eines grünen Rasens, eines weiches Waldmooses oder eines warmen Sandstrandes auszusetzen, um einfach mal wieder »runterzukommen.« Der moderne Lebensstil gibt den geistigen Fähigkeiten Vorrang und sorgt dafür, dass die oberen Chakras am Hals und an der Stirn regelmäßig überlastet sind. Selbstredend führt dies früher oder später zu einer Dysbalance, die letztlich an der psychischen und physischen Gesundheit kratzt und langfristig zu Krankheiten führt. Mit Chakra-Arbeit und einigen leicht auszuführenden Übungen kann man solchen Dysbalancen gezielt vorbeugen.

Unsere sitzende Lebensweise bewirkt einen anhaltenden Energiemangel im Beckenbereich, der sich lokal, aber auch systemisch auswirkt. Da das Wurzel-Chakra die Basis des wichtigsten feinstofflichen Energiekanals im Körper ist, wirkt sich eine nur minimale Energiezufuhr sowohl auf den gesamten Organismus als auch auf die übergeordneten Chakras aus. Die feinstofflichen Energien fließen von unten nach oben durch den Körper, also zwischen Wurzel- und Scheitel-Chakra und werden dabei von den restlichen fünf, entlang der Wirbelsäule liegenden Haupt-Chakras unterstützt. Wenn dieser Energiefluss bereits an der Wurzel schwach ist, können andere Chakras diesen Mangel kaum ausgleichen. Zudem staut sich vorhandene Energie, was dazu führt, dass die frische Energie nicht frei zirkulieren kann, da der Mensch im wahrsten Sinne des Wortes in einem Energiestau steckt.

Annamaya Kosha (die erste Körperhülle) ist eng mit dem Wurzel-Chakra verbunden. Im Idealfall sorgen beide in harmonischer Zusammenarbeit für einen dauerhaft vitalisierenden Zufluss von Prana in den Körper, der sich aufgrund dessen in Harmonie mit Geist und Seele befindet und sich durch stabile Gesundheit auszeichnet. Kennzeichnend für Gesundheit, sowohl auf der feinstofflichen als auch auf der grobstofflichen Ebene, ist ein ausgewogenes Bedürfnis nach Nahrung, Schlaf, Aktion und Regeneration. Die körperliche Existenz steht somit in ganz ursprünglicher Verbindung mit dem Wurzel-Chakra, aber auch das spirituelle Sein ist eng mit Muladhara verknüpft, denn im Beckenraum ruht das spirituelle Urvertrauen – im Idealfall in einem sehr kraftvollen Ausmaß. Urvertrauen ist das Gefühl, nicht allein zu sein, das Gefühl, zu etwas zu gehören, mit etwas Großem verwurzelt zu sein und von diesem großen Etwas stets wohlig umsorgt zu werden. Dieses Wohlgefühl und diese psychologische Sicherheit sind jedoch genau das, woran es den Menschen in unserer modernen Zeit zunehmend mangelt.

Für Ihre Chakra-Arbeit ist es hilfreich, sich stets bewusst zu machen, welches Energiepotenzial in Ihrem Beckenraum schlummert und auf darauf wartet, optimal genutzt zu werden. Dies ist möglich, sobald Sie sich der Fülle an feinstofflicher Energie im Meer der Schöpfung bewusst werden. Werfen Sie Ihre bisherige, rein grobstofflich ausgerichtete

Denkweise über Bord und öffnen Sie Ihren Geist für das multidimensionale Denken, damit Sie das faszinierende feinstoffliche Energieprinzip immer und überall erkennen und lernen, dieses schöpferische Prinzip jederzeit optimal für sich zu nutzen.

Die spirituelle Kraft des Wurzel-Chakras

Das Wurzel-Chakra stärkt den Menschen in seinem irdischen Körper und auf seinem Lebensweg hier auf der Erde. Mangelnde Verankerung im kosmischen Konzept des Lebens zeigt sich in Irritation und allgemeiner Unsicherheit. Umgekehrt weist eben diese Unsicherheit auf eine Störung des Wurzel-Chakras hin.

Der nach unten ausgerichtete Trichter des Wurzel-Chakras verbindet uns einerseits energetisch mit Mutter Erde, dem Heimatplaneten der derzeitigen Inkarnation der Seele, anderseits steht dieses erste Chakra auch in direkter Verbindung mit dem siebten oder Kronen-Chakra, das den Menschen feinstofflich mit dem Himmel verbindet. Zusammen sind Wurzel- und Kronen-Chakra die diametralen Pole der feinstofflichen Energieachse im Körper, die für die Verankerung im Planeten sorgt, für Erdung also, aber auch für eine sichere Verbundenheit mit dem Kosmos. Wenn also das Wurzel-Chakra aufgrund von physiologischen oder psychologischen Blockaden dem Körper nur eine geringfügig Menge an Prana zuführen kann, ist eine intensive Störung im gesamten feinstofflichen Feld des Menschen wahrscheinlich. In solchen Fällen wird sich der Betreffende schwertun, seinen Platz im Leben und in der Ganzheit des Kosmos zu finden. Er fühlt sich haltlos und verloren – permanent oder kurzzeitig.

Die spirituellen Themen des Wurzel-Chakras in Stichpunkten

- Sich verloren fühlen
- Melancholisch sein und an Weltschmerz leiden
- Keinen rechten Sinn im eigenen Leben sehen
- Die Existenz eines höheren, schöpferischen Prinzips ablehnen
- Die Stimme der eigenen Seele nicht wahrnehmen
- Sich an materiellen Besitz klammern
- Neidisch und aggressiv sein

Melancholie, Weltschmerz und das Gefühl von Sinnlosigkeit breiten sich aus, wenn das Wurzel-Chakra dem Organismus nur sehr wenig feinstoffliche Energie zuführt. Dann führen spirituelle und psychologische Themen letztendlich zu körperlichen Symptomen wie Konzentrationsschwäche, Leistungsabfall, Burnout oder pathologischer Depression. Sicher kennen auch Sie das frustrierende Gefühl, neben sich zu stehen und nicht mehr am richtigen Platz im Gesamtkontext zu sein. Dies sind Momente, in denen das Wurzel-Chakra, aus welchen Gründen auch immer, erschüttert ist und man seine ursprüngliche Verwurzelung zeitweilig verloren hat.

Das Wissen um den feinenergetischen Fluss und die zentrale Funktion des Wurzel-Chakras ist bereits der erste Schritt zur Heilung. Es ist hilfreich, sich in schwierigen Lebensphasen wieder ganz und gar auf sich selbst und die eigenen Wurzeln zu besinnen und sich so zeitweilig von äußeren Anforderungen abzugrenzen. Wenn Ihre Urkraft, Ihr Urvertrauen erschüttert ist, nützen auch alle hektischen äußeren Aktivitäten nichts, denn das schützende Netz und der innere Halt können nur über das Wurzel-Chakra genährt und kraftvoll erhalten werden. In schwierigen und anstrengenden Lebensphasen können tägliche Übungen zur Stärkung des Wurzel-Chakras Sie wieder erden und Ihnen Ihre Urkraft und Zuversicht zurückgeben.

Das Wurzel-Chakra vermag auch Ihre spirituelle Verankerung wiederzubeleben oder zu stärken. Dies muss nicht zwangsläufig mit der Ausübung einer Religion einhergehen. Multidimensionale Offenheit genügt, um mit Gewissheit zu erkennen, dass Sie nicht nur aus Körper und Gehirn bestehen, sondern auch eine Seele besitzen, und dass Ihre gesamte Existenz zu einem universellen Konzept gehört. Ohne spirituelle Heimat und eine entsprechende Verwurzelung ist es schwierig, sich den Anforderungen des irdischen Daseins zu stellen, ohne auf Irrwege zu geraten. Eine tiefe spirituelle Lebensphilosophie, die natürlich auch durch Glaube oder Religion gefestigt werden kann, macht eine Person jedoch gleichermaßen zuversichtlich und handlungsfähig. Dies ist die spirituelle Kraft, die Ihnen das Wurzel-Chakra schenken kann.

Wenn er kein Urvertrauen mehr hat und nicht mehr im feinstofflichen Konzept der Schöpfung verwurzelt ist, bleibt dem Menschen gar nichts anderes übrig, als sich an die materiellen Werte des irdischen Daseins zu klammern. Weil es heutzutage sehr vielen Menschen an Urvertrauen und ursprünglicher energetischer Verwurzelung mangelt, klammern sie sich angstvoll an vergängliche Dinge wie Jugend, Schönheit, Hab und Gut – wohl wissend, dass diese nicht von Dauer sind. Und weil sie die Vergänglichkeit dessen, woran sie sich festhalten, erkennen, verzweifeln sie mehr und mehr – eine fatale und tragische Spirale. Das Dasein vieler Menschen, die durchaus in ausreichendem Wohlstand leben, ist geprägt von Verlustangst. Diese zieht Emotionen wie Neid nach sich, aus denen wiederum Aggressionen erwachsen. Hier ist eine Rückbesinnung auf die feinenergetische Kraft und die Stärkung des Wurzel-Chakras nötig.

Für die Förderung Ihrer Urkraft, Ihres Vertrauens in die Schöpfung und Ihrer spirituellen Geborgenheit ist ein blockadefrei funktionierendes Wurzel-Chakra essenziell. Es sorgt für Urvertrauen, grenzenlose Zuversicht, eine grundsätzlich positive Lebenseinstellung sowie für einen distanzierten und gelassenen Blick auf die scheinbaren Widrigkeiten des Lebens. Wer sich im Meer der Schöpfung aufgehoben fühlt, wird an irdischen Verlusten nicht verzweifeln, sondern vermag in Weisheit zu leben, zu handeln und zu erstrahlen. Dies alles ist erlernbar und kann trainiert werden. Sobald Sie bereit sind, sich Ihrer Gefühlswelt zu stellen und die Kraft der Feinstofflichkeit anzuerkennen, beginnen Sie mehr und mehr multidimensional zu fühlen und zu denken. Mit der folgenden Übung harmonisieren Sie Ihre innere Schwingung und aktivieren Ihr Wurzel-Chakra.

Übung: **Wurzelklang**

- Sorgen Sie für äußere Ruhe und suchen Sie sich einen gemütlichen Platz. Setzen Sie sich auf einen Sessel oder Stuhl, am besten jedoch auf ein Meditationskissen in Bodennähe.
- Schließen Sie die Augen.
- Legen Sie Ihre Hände so auf Knie oder Oberschenkel, dass die Handflächen zur Erde gerichtet sind.
- Spüren Sie Ihre Atmung und lassen Sie den Atem einige Male tief ein- und ausfließen, um Ihren Körper bewusst wahrzunehmen.
- Entspannen Sie Ihre Schultermuskeln.
- Lassen Sie alle Muskeln nach und nach weich werden.
- Lassen Sie alle auftauchenden Gedanken los. Atmen Sie Ihre Gedanken einfach aus, ohne sie zu Ende zu denken.
- Öffnen Sie Ihren Geist für eine multidimensionale Wahrnehmung.

- Visualisieren Sie das feinstoffliche Energiefeld, das Sie umhüllt und beschützt.
- Konzentrieren Sie sich auf Ihren unteren Beckenraum und spüren Sie Ihr Steißbein.
- Stellen Sie sich vor, wie eine kräftige Wurzel Sie mit Mutter Erde verbindet.
- Visualisieren Sie Form und Bewegung des filigranen und pulsierenden Wurzel-Chakras, das Ihren Körper mit dem unermesslichen Reichtum des feinstofflichen Universums verbindet.
- Atmen Sie bis zum Beckenboden, und versuchen Sie zu erspüren, welche Schwingung, welcher Klang aus den Tiefen Ihres Beckens aufsteigen möchte.
- Wenn Sie den Klang stark genug spüren, lassen Sie diesen Ton mit dem nächsten Ausatmen tief und lange nach außen fließen.
- Legen Sie die Lippen sanft aufeinander und lassen Sie ein summendes M entstehen, das vom Beckenboden aus nach oben steigt und mit dem Ausatmen aus Ihrem Mundraum fließt.
- Wiederholen Sie diese Klangübung einige Male, bis Sie die persönliche Schwingung Ihres Beckenraums gefunden haben und tönen können.
- Tönen Sie ein tiefes M, sooft es Ihnen gut tut, um die Funktion des Wurzel-Chakras anzuregen und es von Blockaden zu befreien.
- Spüren Sie in den nächsten Stunden und Tagen, was es zu spüren gibt, und wiederholen Sie die Übung, sooft Ihnen danach ist.

Diese Klangübung macht Ihnen den Beckenraum bewusst, der sonst oft nur noch zum Sitzen verwendet wird, und belebt das Wurzel-Chakra mit der vibrierenden Schwingung des Tons. So können Sie die feinstoffliche Transformationsarbeit des Wurzel-Chakras anregen und einen Gleichklang von Seele, Geist und Körper erzeugen.

Die psychologische Bedeutung des Wurzel-Chakras

Muladhara werden mentale Attribute wie Selbsterhaltung, Lebens- und Überlebenswille, Sicherheitsgefühl, aber auch Selbstbewusstsein und individueller Ausdruck der Persönlichkeit zugeordnet. Wenn Sie Ihr Leben häufig als sehr beschwerlich empfinden und als permanenten Kampf ansehen, dann lässt dies auf eine minimale Energiezufuhr zum Wurzel-Chakra schließen.

Die psychologischen Themen des Wurzel-Chakras in Stichpunkten

- Sich nicht sicher und geborgen fühlen
- Mangelndes Selbstbewusstsein und mangelnde Gelassenheit
- Geringer Lebenswille und wenig Durchsetzungskraft
- Misstrauen gegenüber anderen
- Gestörte Kind-Eltern-Beziehung

Selbsterhaltungstrieb und Überlebenswille sind instinktive Ureigenschaften des Menschen, die uns ein Leben lang begleiten, und dennoch manchmal versagen. Diese Eigenschaften entwickeln sich als Grundstock in den ersten Jahren nach der Geburt, unter Umständen sogar schon vor der Geburt. Die ersten sieben Jahre des kindlichen Daseins sind untrennbar mit der Entwicklung des Wurzel-Chakras verbunden. Bis zum siebten Lebensjahr findet die Reifung des Selbstbewusstseins und der Selbstbehauptung im gesellschaftlichen Kontext statt. Kinder werden in der Regel mit ausgeprägtem Urvertrauen geboren, da ihre Seele sich noch gut an ihre feinstoffliche Herkunft und die natürliche Verbundenheit mit der Urquelle der Schöpfung erinnert, ohne dass diese Erinnerung von der Ratio überlagert wird. Kinder fühlen und denken multidimensional, ihre Seelen tragen das schöpferische Urvertrauen als natürliches Geschenk in sich. Deshalb vertrauen Kinder allen und jedem und verlassen sich ganz selbstverständlich auf ihre Eltern und die Familie. Misstrauen ist ihnen fremd. Für Kinder gibt es weder Gut noch Böse und auch keine anderen dualistischen Einteilungen. Sie sind geprägt vom Sein. Sie leben einfach und zweifeln nicht. Das Wissen über die Komplexität und Zweischneidigkeit des Daseins wird ihnen erst durch Erziehung eingeprägt. Unter ungünstigen Umständen, etwa durch unachtsamen Umgang mit der Psyche des Kindes, wird das Urvertrauen gestört oder schlimmstenfalls für alle Zeit untergraben. Sexueller Missbrauch von Kindern ist die extremste Form von Blockierung des Wurzel-Chakras. Aber auch so manche bewusste oder unbewusste Erniedrigung des Kindes kann das Urvertrauen erschüttern und langjährige, wenn nicht gar lebenslange Folgen haben.

Das Urvertrauen von Kindesbeinen an bewusst zu stärken und nicht mit gesellschaftlichen Konventionen und Regeln zu überlagern, wäre eine wichtige Zielsetzung in der Kindererziehung. Es empfiehlt sich, kleinen Kindern, aber auch Pubertierenden sowie sich selbst immer wieder bewusst zu machen, dass jedes Lebewesen und jede Seele ein Teil des großen Ganzen ist. Dieses Wissen stärkt das Urvertrauen und fördert ein gesundes, lebenslanges Selbstbewusstsein.

Das große Ganze, die Schöpfung, ist das feinstoffliche Fluidum und das Netz, das wir eigentlich nie verlassen. Es beschützt uns, und wir dürfen jederzeit mit Hilfe unseres Wurzel-Chakras auf diese überirdische Macht zurückgreifen. Dieser Schutz, diese Kraft ist immer da, und selbst wenn die feinstoffliche Hülle nicht sichtbar ist, wird sie mit etwas Bewusstheit fühlbar und greifbar. Als Teil der Schöpfung sind wir niemals verloren oder allein. Jede Handlung und sämtliche Emotionen nähren die Feinstofflichkeit des Universums, so wie die Schöpfung jedes Lebewesen nährt und erhält. Mit der Rezitation von Saatgedanken wie »Ich bin« können Sie Ihr Wurzel-Chakra und die damit verbundene feinstoffliche Energie jederzeit und überall stärken.

Übung: **»Ich bin«**

- Konzentrieren Sie sich für einen Moment auf Ihre Atmung.
- Spüren Sie, wie Sie ein- und ausatmen.
- Mit jedem Einatmen stellen Sie sich die Weiten des Kosmos vor.
- Atmen Sie in Ihrer Vorstellung das Universum und die darin liegende Kraft und Macht tief in sich ein.
- Mit jedem Ausatmen sagen Sie im Stillen oder laut zu sich: »Ich bin.«
- Wiederholen Sie diesen Satz mindestens dreimal oder sooft es Ihnen gut tut.
- Spüren Sie, was es zu spüren gibt.

Diese Übung ist sehr praktisch, wenn Sie im Alltag kurzzeitig aus der Verankerung geraten und nervös oder aggressiv werden. Wann immer Sie Zeit haben oder eine akute Erdung brauchen, machen Sie eine Atempause und sagen: »Ich bin«, den Saatgedanken, der Sie neu programmiert und stärkt.

Der physiologische Einfluss des Wurzel-Chakras

Der Beckenraum ist die Wiege des Lebens, grobstofflich wie feinstofflich, denn er bietet neuem Leben kraftvollen Schutz und wohlige Wärme, bis es bereit ist, geboren zu werden und eigenständig Prana aufzunehmen und zu transformieren. Muladhara beeinflusst aber nicht nur das Wachstum und die Gesundheit eines neu heranwachsenden Lebens, sondern steht auch für die Gesunderhaltung der formgebenden Körperstrukturen, also von Knochen, Haut, Nägeln, Zähnen und Haaren. Alle diese Anteile müssen mit Lebenskraft versorgt werden, um Stabilität im körperlichen Sinne zu erlangen. Aber auch im übertragenen Sinne gilt: Wer nicht fest verwurzelt ist, kann weder wachsen noch aufrecht stehen.

Die physiologischen Themen des Wurzel-Chakras in Stichpunkten

- Körperliches Wachstum
- Gesundheit und Vitalität
- Innere und äußere Struktur des Körperbaus
- Funktionen des Nieren-Blasensystems und des Enddarms
- Kraft der Beckenbodenmuskulatur

- Hüftknochen und Hüftgelenke
- Blutgefäße der Beine

Ganz pragmatisch sorgt die freie Zufuhr von Prana über das Wurzel-Chakra für die organische Gesundheit des menschlichen Körpers im Bereich des unteren Beckens. Die Vitalität von Haut und Knochen wurde bereits erwähnt. Lokal, also im Beckenraum sorgt die feinstoffliche Energieversorgung über Muladhara für gesunde Hüftgelenke, die sich aus Hüftknochen und Oberschenkelknochen zusammensetzen, sowie für eine vitale und kräftige Beckenbodenmuskulatur, welche die inneren Organe des Beckens (Nieren-Blasensystem, Gebärmutter, Prostata, Enddarm) trägt und ihnen stabilen Halt gibt. Die Beckenbodenmuskulatur ist ausgesprochen strukturiert und kräftig und gleichzeitig enorm flexibel und ausdehnungsfähig, was beim Geburtsvorgang, beim Geschlechtsverkehr, beim Orgasmus oder beim Stuhlgang deutlich wird. Dass die Natur die Pforten der Lust und der Ausscheidung so nah beieinander angelegt hat, kommt uns vielleicht seltsam vor, aber Tatsache ist, dass im Beckenbereich viel innere Aktivität stattfindet, die auch deutlich spürbar ist.

Störungen des Wurzel-Chakras zeigen sich auf der körperlichen Ebene in Form von Darmerkrankungen, Verstopfung, Blasen- oder Prostataproblemen, Inkontinenz, mangelnder Hüftflexibilität, Venenbeschwerden oder Krampfadern sowie Rückenbeschwerden, vom Steißbein über das Kreuzbein bis in die Lendenwirbelsäule. Letzteres liegt daran, dass die Beckenbodenmuskulatur unter anderem für eine gesunde Aufrichtung und den stabilen Halt der Wirbelsäule verantwortlich ist.

Eine überwiegend sitzende Lebensweise hat eine minimale Durchblutung des Beckenraums sowie eine minimale Versorgung dieses Bereichs mit feinstofflicher Energie zur Folge.

Bauchtanz, Dehnungen oder Umkehrhaltungen aus dem Hatha-Yoga, aber auch Spazierengehen in der Natur mit bewusster Konzentration auf Muladhara maximieren die Zufluss von feinstofflicher Energie und Blut in den Beckenraum. Die nachstehende Übung – regelmäßig ausgeführt – gibt Ihrem Beckenraum Kraft und versorgt ihn mit feinstofflicher Energie.

Übung: **Die Farbe Rot**

- Sorgen Sie für eine ruhige Atmosphäre und konzentrieren Sie sich ganz auf Ihren Beckenraum.
- Nehmen Sie Ihre individuelle Meditationshaltung ein. Im Idealfall sitzen Sie auf einem Meditationskissen.
- Beobachten Sie Ihre Atmung.
- Spüren Sie, wie Ihr Körper atmet, wie der Atem kommt und geht.
- Mit jedem Ausatmen lösen Sie sich von Ihren Gedanken und Erwartungen. Atmen Sie Ihre Gedanken aus, ohne sie zu Ende zu denken.
- Gehen Sie mit Ihrer Aufmerksamkeit nach innen und stellen Sie sich vor, wie der Atem in den Beckenraum fließt und dort zirkuliert.
- Spüren Sie die lebendige, vibrierende Energie im unteren Becken.
- Stellen Sie sich die filigrane Leichtigkeit und Empfindsamkeit des Wurzel-Chakras vor, das zur Erde gerichtet ist.
- Spüren Sie die wohlige feinstoffliche Energie als Fluidum um sich herum.
- Visualisieren Sie die feinstoffliche Energie als warmes, samtiges rotes Licht, das Sie schützend umhüllt.
- Stellen Sie sich vor, wie dieses wohlig warme, rote Licht nun über Ihr Wurzel-Chakra in Ihren Körper fließt und sich im Beckenraum ausbreitet.

- Das rote Licht verbindet Ihr Wurzel-Chakra mit der Erde wie ein rotes Samtkissen, auf dem Sie sitzen oder sich jederzeit niederlassen können – ein Kissen, das Ihnen immer wohligen Schutz und sanften Halt gibt.
- Konzentrieren Sie sich auf die Verbindung zwischen der feinstofflichen Kraft außerhalb Ihres Körpers und lassen Sie dieses rote Licht in sich hineinfließen, solange es für Sie angenehm und wichtig ist.
- Verweilen Sie in der Meditation solange Sie mögen.
- Zum Abschluss bedanken Sie sich und bitten Sie um weitere Stärkung Ihrer Lebenswurzel – auch außerhalb Ihrer Meditationszeiten.
- Spüren Sie, was es zu spüren gibt.

Rot ist eine warme und energiereiche Farbe. Sie steht für Erdung und Selbstwertgefühl. Diese Visualisation schenkt Ihnen Energie und vermittelt Urvertrauen – langfristig, aber auch, wenn es im Alltag aktuell nötig ist. Nutzen Sie die Kraft dieser Farbe, um Ihr Wurzel-Chakra jederzeit zu stärken und anzureichern.

Die Kraft des Urvertrauens

Nicht nur für den Körper ist es heilsam, die feinstoffliche Kraft kennenzulernen und zu nutzen, es ist auch heilender Balsam für die Seele, wenn das Urvertrauen neu erstarkt und gefestigt wird. Sie können den Prana-Zufluss über das Wurzel-Chakra bewusst stärken und so Ihre spirituelle, körperliche und geistige Kraft im Zusammenhang mit Selbstbewusstsein, Gelassenheit und innerer Sicherheit auffrischen oder beleben, um sich geborgener zu fühlen.

Auf der feinstofflichen Ebene fördert das Wurzel-Chakra das Urvertrauen von der Geburt bis zum siebten Lebensjahr. Doch auch im Erwachsenenalter sind Themen wie Verwurzelung, irdische und spirituelle Herkunft überlebenswichtig und für die weitere feinstoffliche Entwicklung entscheidend. Bereits Jesus empfahl seinen Zuhörern, so zu werden wie die Kinder, um sich der Geborgenheit des Himmelreichs zu nähern. Holen Sie sich die feinstoffliche Kraft des Urvertrauens. Sie ist kostenlos und frei verfügbar.

6 Sakral-Chakra – Sinn und Sinnlichkeit

Das zweite Chakra heißt auf Sanskrit Svadhistana und die Silbe sva verweist auf das Selbst, denn sva bedeutet »eigen«, »sich selbst gehörend«, »als natürliche Eigenschaft besitzend« oder »innewohnend«. Es geht also um das Leben selbst, das in diesem Chakra-Bereich sitzt – etwas, das die eigene Seele und das eigene Leben ausmacht. So ist auch die deutsche Bezeichnung Sakral-Chakra zu interpretieren, denn »sakral« ist das Synonym für »heilig« oder etwas Heiliges. Mit dem Klang des Wortes »sakral« assoziiert man Bauten wie Kathedralen, Kreuzgänge, die hohen Kuppeln von Moscheen oder Tempeln, viel Raum, Allmacht und ehrwürdige Stille.

Das Sakral-Chakra dreht sich in Höhe des Schambeins auf der Vorderseite, beziehungsweise in Höhe des Kreuzbeins auf der Körperrückseite. Es versorgt den Bereich des Beckens, der oberhalb des Wurzel-Chakras liegt, mit feinstofflicher Energie und Lebenskraft. Hier entsteht im wahrsten Sinne des Wortes Leben. Die Neuschöpfung des Lebens findet mit Hilfe von Svadhistana statt, aber auch die Heilung des gesamten physischen Körpers wird mit dieser Chakra-Energie gefördert und erhalten. Die »gebärende Mutter« ist dem Sakral-Chakra zugeordnet und ist selbst ein Ort der Schöpfung. Das große Prinzip der göttlichen Schöpfung ist im Körper des Menschen sozusagen als kleinere Matrize abgebildet. Diese Matrix ist fähig, neuem Leben Form und Inhalt zu verleihen. So gesehen befindet sich im Körper der Frau ein Kosmos in Miniaturform. Natürlich trägt auch der Mann seinen Teil zur Entstehung des neuen Lebens bei. Auch seine Sexualorgane sind Svadhistana zugeordnet.

Pranamaya Kosha, die Hülle des Lebens, ist mit dem Sakral-Chakra verbunden und sorgt für das Funktionieren aller lebenserhaltenden Systeme wie Kreislauf, Körpertemperatur, Atmung und so weiter. Eine Störung des Sakral-Chakras drückt sich nicht nur in Form von mangelnder Genussfähigkeit und Sinnlichkeit aus, sondern auch in mangelnder Vitalität, Lebenskraft und Lebensfreude des gesamten Dreiersystems, bestehend aus Körper, Geist und Seele.

Die spirituelle Kraft des Sakral-Chakras

Das Sakral-Chakra steht nicht nur mit dem körperlichen Ursprung in Verbindung, es ist auch der Sitz unserer spirituellen Heimat. Ein feinstofflich angereichertes Svadhistana kann durchaus bei der Beantwortung spiritueller Fragen, etwa nach dem Sinn des eigenen Lebens, helfen und uns erschließen, warum wir auf Erden wandeln und wirken dürfen.

Viele Menschen haben über ihrem modernen Lebensstil die spirituelle Bedeutung ihres irdischen Lebens aus den Augen verloren, und immer mehr Leute fragen sich, was ihr Leben eigentlich für einen tieferen Sinn hat. Sicher kennen auch Sie genügend Personen, die immer mehr materielle Dinge anhäufen, um sich lebendig zu fühlen, und die darin die Erfüllung ihres Lebenssinns sehen.

Die spirituellen Themen des Sakral-Chakras in Stichpunkten

- Lebendigkeit fühlen und erschaffen
- Heilung
- Sinn im eigenen Leben finden
- Lebensaufgaben erkennen
- Sich seines eigenen Wertes bewusst werden
- Spirituelle Werte schöpfen

Das zentrale spirituelle Thema des Sakral-Chakras ist es, sich seines eigenen Wertes in Zusammenhang mit der Schöpfung bewusst zu werden, um sich nicht mehr nichtig und klein fühlen zu müssen. Das, was sich die Seele als Lernaufgaben für diesen Lebenszyklus ausgesucht hat, hängt mit dem Selbstwertgefühl zusammen. »Wer bin ich?« ist die spirituelle Frage, die mit diesem Chakra verknüpft ist. Svadhistana ist ein wichtiges Bindeglied zwischen Schöpfung und Seele, wenn es darum geht, den tieferen Sinn des Lebens zu entdecken. Fragen Sie sich auch manchmal »Womit habe ich das verdient?« oder »Was habe ich gemacht, um all das erleiden zu müssen?« Viele Erfahrungen des Lebens sind schmerzhaft, und wenn man sie macht, hadert man mit dem sogenannten Schicksal und sucht nach Gründen für diese Lebenspein.

Eine energetische Stärkung des Sakral-Chakras minimiert den Schmerz, und Sie werden entdecken, dass Ihre Seele den Wunsch hat, hier auf Erden möglichst viele Erfahrungen zu machen und Emotionen zu durchleben. Sobald man Zugang zur eigenen Seele gefunden hat und sich seiner selbst ganz und gar bewusst ist, kann man sich einige Aufgabenstellungen des Lebens durchaus erklären, und dann sind sie nur noch halb so schlimm und schmerzhaft. Alle Seelen sind hier auf der Erde, um Erfahrungen zu sammeln und sie in die Akasha-Chronik einzuspeisen.

Das Sakral-Chakra ist das feinstoffliche Zentrum, in dem es darum geht, sich des eigenen spirituellen Selbstwerts bewusst zu werden und zu verstehen, welche Lebensumstände und Erlebnisse aus diesem Chakra heraus erschaffen werden. Die spirituellen Aufgaben des aktuellen Lebenszyklus' liegen bei den meisten Menschen tief im Unterbewusstsein verborgen. Eine Aktivierung des Sakral-Chakras kann dazu verhelfen, diese Seelenwünsche freizulegen, so man bereit ist, sich mit sich selbst und der Multidimensionalität der Schöpfung auseinanderzusetzen.

Ein gestärktes Svadhistana kann Ihnen helfen, sich selbst besser zu verstehen und diese Erfahrung ganz pragmatisch mit Ihrem irdischen Lebensstil in Einklang zu bringen. Sobald Sie Ihre spirituellen Lernziele beziehungsweise die Ziele Ihrer Seele für dieses Leben kennen, wird Ihnen die Verknüpfung von diversen Lebensumständen, die durchaus auch schmerzhaft sein können, und dem feinstofflichen Wert dieser Erfahrungen bewusst.

Svadhistana möchte Ihnen tiefe Spiritualität schenken und Ihnen bewusst machen, dass das eigene Leben genauso heilig ist wie eine Neuschöpfung von Lebendigem und dass es genauso geehrt und geachtet werden will. Mit der nachfolgenden Übung aktivieren Sie Ihr Sakral-Chakra, um den Sinn Ihres Lebens bewusst zu erleben und sowohl das Leben als auch sich selbst als heilig zu betrachten.

Übung: **Sakralklang**

- An einem wohligen, ruhigen Ort, wo Sie ungestört sind, nehmen Sie eine bequeme Haltung auf einem Meditationskissen oder Meditationsbänkchen ein.
- Atmen Sie bewusst, um die Lebendigkeit Ihres Körpers zu spüren. Legen Sie die Handflächen ineinander und lassen Sie Ihre Hände in Ihrem Schoß ruhen.

- Konzentrieren Sie sich auf die Schale Ihres Beckenraums zwischen dem Schambein und dem Kreuzbein am unteren Rücken.
- Spüren Sie die Vitalität und die vibrierende Lebendigkeit im Inneren Ihres Beckens.
- Stellen Sie sich Form und Bewegung des pulsierenden Sakral-Chakras vor, das Ihrem Körper schöpferische Heiligkeit verleiht.
- Atem Sie in den Beckenraum und versuchen Sie zu erspüren, welche Schwingung, welcher Klang aus den Tiefen des Beckens aufsteigen will.
- Wenn Sie den Klang gut wahrnehmen können und dazu bereit sind, lassen Sie diesen Ton mit dem nächsten Ausatmen tief und sanft nach außen fließen.
- Es ist hilfreich, die Lippen zu einem U zu formen und diesen tiefen Vokal zu tönen.
- Wiederholen Sie diese Klangübung einige Male, bis Sie Ihre persönliche Schwingung des Beckenraums spüren.
- Tönen Sie das tiefe U, sooft es Ihnen gut tut, um die Funktion des Sakral-Chakras anzuregen und es von Blockaden zu befreien.
- Spüren Sie in den nächsten Stunden und Tagen, was es zu spüren gibt.

Diese Übung stärkt Ihr spirituelles Selbstwertgefühl. Die vibrierende Schwingung des Vokals U aktiviert den feinenergetischen Zufluss von Prana vom Pranamaya Kosha zum Beckenraum und macht Ihnen die schöpferische Macht und Bedeutung Ihrer Seele bewusst.

Die psychologische Bedeutung des Sakral-Chakras

Bei den psychologischen Zusammenhängen des Sakral-Chakras geht es um die Freude am Leben und die Lust an der Entfaltung sowie um die Lust, sich selbst darzustellen und so zu sein, wie man wirklich ist, ohne gesellschaftliche Konventionen und Tabus.

Die psychologischen Themen des Sakral-Chakras in Stichpunkten

- Erfahrung von Sinnlichkeit
- Sexuelle Kraft und Kreativität
- Vereinigung von Psyche und Körper

Svadhistana umfasst namentlich alles, was ursprünglich zu uns selbst gehört und uns auf natürliche Weise innewohnt. Auch der Sexualtrieb ist ein natürlicher Ausdruck dessen, was eigentlich des Menschen Bestimmung ist, nämlich sich fortzupflanzen und die Menschheit zu erhalten und diese Lebensform zu verbreiten. Ein energiereiches Sakral-Chakra kann die psychologische Wichtigkeit der Sexualität auf gesunde Weise mit den biochemischen und hormonellen Vorgängen des Körpers ausbalancieren.

Jahrtausende der religiösen Prägung und gesellschaftliche Regeln haben den Sexualtrieb als animalisch verdammt und ihn damit jeglicher Sinnlichkeit und wundervoller Zweisamkeit enthoben. Die Auswirkungen dieser Repressalien – sexuelle Bloßstellung und perfide Pädophilie – sind mittlerweile frei im Internet abrufbar. Sexsucht und unkontrollierbare Begierden sind das Resultat der Entheiligung von erotischer Sinnlichkeit. Der Sexualtrieb macht uns schlimmstenfalls regelrecht zu Gefangenen, weil wir aufgrund mangelnder spiritueller Tiefe dazu neigen, alles zu übertreiben und sogar zur Sucht werden zu lassen.

Körperliche Nähe und sinnliche Intimität sind jedoch wichtig für eine gesunde Psyche und einen harmonischen Energiefluss zum Svadhistana. Zur Erinnerung: Der feinstoffliche Energiefluss und die Transformationsarbeit der Chakras stellen immer eine Wechselwirkung zwischen Energiefeld und Körper dar. Das heißt, das Energiefeld beziehungsweise das Chakra kann belebend auf den Körper einwirken, die Aktivitäten des Körpers beleben aber ihrerseits auch das Energiefeld. Das schöne, sinnliche und körperlich angenehme Erlebnis der sexuellen Vereinigung macht diese Wechselwirkung deutlich spürbar.

Die etwa zwanzigtausendjährige Entwicklung vom Höhlenmenschen mit seinem noch recht animalischen Fortpflanzungstrieb zum zeitgenössischen Menschen hätte eigentlich ausreichen können, um den Sex von etwas rein Instinktgesteuertem zu einem heiligen Ritual der Zärtlichkeit und Sinnlichkeit zu erheben, ohne ihn mit religiösen Tabus zu belegen.

Die psychologische Bedeutung des Sakral-Chakras (das auch Sexual-Chakra genannt wird) liegt in der Anerkennung dieses heiligen Rituals und in der Verehrung des Lebens und der Lebendigkeit, die man so wunderbar beim partnerschaftlichen Kuscheln und im Liebesakt spüren kann. Alles hat seine Zeit. Pflichtbewusste Tätigkeit am Schreibtisch ebenso wie das liebevolle oder auch liebestolle Ritual zwischen zwei Menschen. Mit dem folgenden Saatgedanken verleihen Sie Ihrem Sakral-Chakra angemessene und harmonische Stärke, ob Sie nun am Schreibtisch sitzen oder sich anderen Genüssen hingeben.

Übung: **»Ich bin Leben«**

- Konzentrieren Sie sich für einen Moment auf Ihre Atmung und nehmen Sie den Atemfluss bewusst als Energieaustausch wahr.
- Mit jedem Einatmen stellen Sie sich Ihren Körper vor, der einzigartig und wunderschön ist (auch wenn Sie meinen, nicht dem zeitgenössischen Schönheitsideal zu entsprechen).
- Nehmen Sie Ihren Körper als etwas Heiliges und Einzigartiges wahr.
- Ihr Körper ist ein Tempel Gottes und ein Ausdruck Ihrer Lebendigkeit.
- Mit jedem Ausatmen sagen Sie im Stillen oder laut zu sich selbst: »Ich bin Leben!«
- Wiederholen Sie diesen Satz mindestens dreimal.
- Wiederholen Sie diese kleine Übung, sooft es Ihnen gut tut.
- Spüren Sie, was es zu spüren gibt.

Dieser Saatgedanke befreit Sie von Tabus und eventuell gefühlten Unzulänglichkeiten. Indem Sie öfter an die Heiligkeit Ihres Körpers und die Lebendigkeit Ihres Sakral-Chakras denken, harmonisieren Sie den Zufluss von Prana in dieses Chakra und stärken Ihre Heilungskraft und Selbstheilungsfähigkeit.

Der physiologische Einfluss des Sakral-Chakras

Für die Gesundheit der Fortpflanzungsorgane ist der freie Energiefluss über das Sakral-Chakra entscheidend. Auch hier spielt unsere überwiegend sitzende Lebensweise keine rühmliche Rolle, denn dort, wo neues Leben und Schöpferkraft auf der grobstofflichen Ebene wachsen sollen, findet kaum Bewegung statt.

Die physiologischen Themen des Sakral-Chakras in Stichpunkten

- Fortpflanzung
- Aktiver Stoffwechsel
- Ausscheidung und Entgiftung

Im menschlichen Körper ist der untere Beckenraum der Beginn allen Lebens und zugleich der elementare Ort für die Transformation von feinstofflicher Energie in grobstoffliche Materie. Hier wachsen befruchtungsfähige Eier und Spermazellen heran. Die entsprechenden biologischen Abläufe sind hinlänglich erforscht und bekannt. Kein Wissenschaftler kann jedoch sagen, was den göttlichen Funken des Lebens in die befruchtete Eizelle bringt und sie dazu anregt, so lange zu wachsen und sich zu teilen, bis schließlich ein neuer kleiner Mensch geboren wird.

Dieses Wunder der Neuschöpfung kann nur auf der feinstofflichen Ebene stattfinden, und zwar durch Zuführen von Prana aus dem unendlichen Fluidum der Schöpfung. Das Annehmen der feinstofflichen Energie könnte auch der entscheidende Schritt für Menschen sein, die sich eigene Kinder wünschen, bisher aber kinderlos geblieben sind. Hormontherapien und künstliche Befruchtungen sind die Methoden der irdischen Welt, aber vielleicht ist eine Anreicherung mit feinstofflicher Prana-Energie eine sinnvollere oder zumindest ergänzende Hilfe.

Auch Ausscheidungsprozesse wie die Menstruation und die biochemischen Verdauungsvorgänge im Darm stehen mit der Energie des Sakral-Chakras in Verbindung. Pathologische

Störungen dieser essenziellen körperlichen Funktionen sind ein deutlicher Hinweis auf eine minimierte feinstoffliche Energiezufuhr im Bereich des Svadhistana. Im Beckenraum wird also nicht nur neues Leben geschaffen und individuelle Lebenskraft erzeugt. Hier wird der Organismus auch von den physiologischen Stoffwechselprodukten entlastet und entgiftet, um ihn zu reinigen und zu entschlacken. Die nachstehende Übung empfiehlt sich, um sowohl die reinigenden als auch die schöpferischen Prozesse anzuregen und den Körper mit vitaler Energie anzureichern.

Übung: **Die Farbe Orange**

- Nehmen Sie Ihre individuelle Meditationshaltung ein.
- Entspannen Sie Ihre Muskeln und leeren Sie Ihren Geist.
- Beobachten Sie Ihre Atmung. Spüren Sie, wie Ihr Körper atmet, wie der Atem kommt und geht.
- Konzentrieren Sie sich auf Ihre Atmung und visualisieren Sie Ihren Beckenraum.
- Gehen Sie mit Ihrer Aufmerksamkeit nach innen und stellen Sie sich vor, wie der Atem in die Schale des Beckens fließt und dort zirkuliert.
- Spüren Sie die lebendige, vibrierende Energie im unteren Becken.
- Stellen Sie sich die filigrane Leichtigkeit und Empfindsamkeit Ihres Sakral-Chakras vor, das vom Schambein aus nach vorn und vom Kreuzbein aus nach hinten gerichtet ist.
- Spüren Sie das unendliche Meer der heilsamen, feinstofflichen Energie um sich herum.
- Visualisieren Sie die feinstoffliche Energie als Licht, als warmes, orangefarbenes Licht, das Sie gänzlich umhüllt und umarmt.

- Stellen Sie sich vor, wie dieses wonnevolle, orangefarbene Licht über Ihr Sakral-Chakra in Ihren Körper fließt und sich in der Schale des Beckens ausbreitet.
- Lassen Sie diese orangefarbene Lebensenergie in sich hineinfließen, solange Sie mögen und bis die Energie in der Beckenzone angenehm anreichert ist.
- Zum Abschluss danken Sie und bitten um die weitere Stärkung Ihrer inneren schöpferischen Heiligkeit und Sinnlichkeit.
- Spüren Sie, was es zu spüren gibt.

Die Farbe Orange ist ein starker Energieträger. Es ist eine tatkräftige Farbe, die Lebendigkeit und Lebenslust stärkt. Die Übung reichert die schöpferische Kraft im Beckenraum an und löst eventuelle Störungen und Blockaden. Bei unerfülltem Kinderwunsch ist es heilsam, diese Übung täglich auszuführen (Mann und Frau). Die Meditation ist aber auch hilfreich, um sich selbst und das Geschenk des Lebens wertzuschätzen.

Die Kraft der Sinnlichkeit

Mit allen Sinnen zu genießen hat etwas Befreiendes. Auferlegte Regeln fallen ab, wenn man sich von den Sinnen führen oder verführen lässt, egal ob beim Anblick schöner Landschaften oder Bilder, beim Genuss eines köstlichen Essens, in der Entspannung bei wohlklingender Musik oder bei der Hingabe an die sexuelle Sinneslust. Lernen Sie von den Kindern, die dem Genuss und der Sinneswahrnehmung ohne Vorbehalte frönen. Die Aktivität des Sakral-Chakras nimmt im Alter von etwa sieben bis vierzehn Jahren stark zu, was sowohl zur

Sinnesfreude von Kindern passt als auch zur Entdeckung der sexuellen Sinnlichkeit in der Pubertät.

Machen Sie sich die feinstoffliche Energie, die in Ihrem Beckenraum schlummert, immer wieder bewusst und fördern Sie durch Meditation oder Becken-Bewegungen die Kraft der Kundalini, die Sie mit Vitalität und unversiegbarer Energie zu erfüllen vermag.

7 Solarplexus-Chakra – Gefühl und Mitgefühl

In der oberen Bauchregion befindet sich eine auffällige Ansammlung von Nervensträngen, die Sonnengeflecht oder auch Solarplexus genannt wird. Assoziationen von Sonnenlicht, herrlichen Sommertagen oder einem sonnigen Strandurlaub tauchen bei dem Wort Solarplexus auf. Dem Sonnengeflecht im Bauchraum wird nicht nur anatomisch, sondern auch esoterisch viel Bedeutung beigemessen, denn hier liegt das Solarplexus-Chakra, das genau diese Aufgabe hat: dem Körper wohliges Licht, also feinstoffliche Energie zuzuführen.

Manipura heißt das Solarplexus-Chakra auf Sanskrit – ein wohlklingender Name mit einer schönen Bedeutung. *Mani* heißt übersetzt »Juwel« und *pura* bedeutet »befestigte Stadt«, »Burg« oder »Leib«. *Manipura* ist also – wenn man so will – das Juwel der eigenen Festung oder einfacher ausgedrückt, das Zentrum des Körpers.

Das dritte Chakra liegt tatsächlich im Zentrum des Körpers, nämlich im Bereich des Nabels. Deswegen wird es auch Nabel-Chakra genannt. Der Übergang zwischen dem verjüngten Ende des Chakra-Trichters und dem grobstofflichen Körper liegt jedoch nicht im Nabel selbst, sondern etwa drei Fingerbreit darüber.

Schließen Sie für einen Moment die Augen und versetzen Sie sich auf eine Sonnenliege oder an einen Strand. Stellen Sie sich vor, wie gut es tut, warme Sonnenstrahlen auf dem Bauch zu spüren oder in gleicher Höhe auf der Rückseite des Körpers.

Man kann sich wunderbar vorstellen, wie ein großes, prachtvolles, facettenreiches Juwel im Nabel zu funkeln beginnt und die heilsamen Sonnenstrahlen einerseits in den Körper hineinleitet und andererseits dankbar ins Universum zurückstrahlt. Der Solarplexus liebt Licht, Wärme und Sonne, denn dies sind die Elixiere des Lebens und der Lebendigkeit.

Und dennoch kommen Blockaden und Symptome im Bauchraum recht häufig vor. Das Solarplexus-Chakra als zentrales Chakra in der Körpermitte ist äußerst sensibel für alles, was unsere persönliche Mitte, unser individuelles Zentrum, unseren privaten Kern sowie äußere Einflüsse und Angriffe anbelangt. Feinenergetisch wird unsere Persönlichkeit über das Solarplexus-Chakra versorgt, genährt und unter Umständen gestört.

Manipura ist die Essenz unserer Persönlichkeit und bildet zusammen mit Manomaya Kosha, der dritten Körperhülle, eine feinenergetische Einheit, die Motive, Emotionen, Wünsche und Begierden sowie entsprechende Gedanken und Erinnerungen für die Dauer eines ganzen Daseins speichert.

Die spirituelle Kraft des Solarplexus-Chakras

Das erste, was wir mit dem Nabel-Chakra assoziieren, ist natürlich die Nabelschnur und die ursprüngliche Verbundenheit des Embryos mit der Mutter. Der Bauchraum bleibt wegen dieser tiefen seelischen Verbindung zur nährenden Lebens-

und Wachstumsquelle stets eine empfindliche Körperregion – für Berührung ebenso wie für Emotionen.

Die spirituellen Themen des Sakral-Chakras in Stichpunkten

- Verbindung zur Urquelle der Schöpfung
- Lichtnahrung
- Empfindung von Göttlichkeit

Wie im Kleinen so im Großen. Dies gilt auch in Bezug auf das Solarplexus-Chakra, denn die spirituelle Bedeutung dieses Chakras liegt in der Verbundenheit mit der Urquelle der Schöpfung über eine unsichtbare Nabelschnur. Die feinstoffliche Nahrung, die über die kosmische Nabelschnur in dem Körper gelangt, ist genauso lebenswichtig wie grobstoffliche Nahrung, denn die Aufnahme von göttlichem Licht über die kosmische Nabelschnur gibt dem menschlichen Dasein eine multidimensionale Tiefe. Wer sich nicht mit der Großartigkeit der Schöpfung und dem göttlichen Prinzip verbunden fühlt, leidet spirituellen Mangel. Machen Sie sich die Lichtempfindlichkeit Ihres Solarplexus immer wieder bewusst und spüren Sie nicht nur das Licht der Sonne auf Ihrem Bauch, sondern auch die liebende Hand Gottes.

Die Abnabelung direkt nach der Geburt und die spätere Loslösung von der elterlichen Fürsorge sind für das Individuum von entscheidender Bedeutung. Es handelt sich hier um natürliche Prozesse, die auf der grobstofflichen Ebene stattfinden, aber die silberne Nabelschnur, die jedes Wesen im Weltall mit dem Ursprung allen Lebens verknüpft, bleibt nicht nur einen Lebenszyklus lang erhalten, sondern für immer.

Verbinden Sie sich in der folgenden Übung mit dem Urklang der Schöpfung und mit der göttlichen Spiritualität.

Übung: **Solarklang**

- Machen Sie es sich auf einem Stuhl, einem Sessel oder einem Meditationskissen bequem.
- Lösen Sie Muskelanspannungen und leeren Sie Ihren Geist.
- Reiben Sie Ihre Hände warm und legen Sie die Handflächen auf Ihren Bauch.
- Spüren Sie die Wärme der Handflächen im Kontakt zum Körper.
- Atmen Sie bewusst ein und aus und spüren Sie, wie sich Ihre Bauchdecke im Atemrhythmus hebt und senkt.
- Spüren Sie, wie die Wärme der Hände in Ihren Bauchraum fließt.
- Visualisieren Sie das Solarplexus-Chakra auf der Vorder- und Rückseite Ihres Körpers.
- Versuchen Sie zu erspüren, welcher Klang aus der Tiefe des Kosmos in Ihren Bauchraum fließt und dort zu schwingen beginnt.
- Wenn Sie den Klang gut wahrnehmen und intensiv spüren, lassen Sie diesen Ton mit dem nächsten Ausatmen sanft und tief nach außen fließen.
- Es ist hilfreich, die Lippen zu einem O zu formen und diesen Vokal satt und sonor erklingen zu lassen.
- Wiederholen Sie diese Klangübung einige Male, bis Sie die persönliche Schwingung Ihres Solarplexus-Chakras gefunden haben.
- Fühlen Sie sich über eine filigrane Silberschnur, die mit dem sonoren O vibriert, mit dem Zentrum des Universums verbunden.
- Spüren Sie, was es zu spüren gibt.

Diese Übung zentriert Sie im wahrsten Sinne des Wortes. Das satte und sonore O (das später zu OM wird) symbolisiert die vibrierende Schwingung des Universums. Wer diesen Klang in sich wiederfindet und den Ton singen kann, findet jederzeit den Weg nach Hause und fühlt sich geborgen im Licht des Göttlichen.

Die psychologische Bedeutung des Solarplexus-Chakras

Eine liebevolle Hand auf dem Bauch wirkt auf Babys beruhigend und tröstend. Auch für so manchen Erwachsenen wäre diese Geste wichtig, aber sie gilt unter Erwachsenen in der Regel nicht mehr als sozial akzeptiertes Verhalten. Probieren Sie es dennoch aus, wenn Sie nervös werden, aus der Bahn geraten und tiefe, aufwühlende Emotionen durchleben: Legen Sie sich selbst beide Hände auf den Bauch und atmen Sie tief ein und aus. Nach wenigen Atemzügen werden Sie viel gelassener sein. Bauchraum und Bauchdecke sind sensible Körperzonen, in deren Bereich sich viele psychische Herausforderungen fühlbar manifestieren. Ein einfacher Beweis dieser Sensibilität ist die Abwesenheit von Hungergefühlen bei extremem Stress oder großer (Vor-)Freude.

Die psychologischen Themen des Solarplexus-Chakras in Stichpunkten

- soziale Bindungen
- gesellschaftliche Umgangsformen
- Offenheit und Abgrenzung
- Wut, Trauer und Mitgefühl

Gefühle der Liebe zu einem Partner, Kindern oder Eltern sind der Herzensebene vorbehalten, aber alle Gefühle, die soziale oder gesellschaftliche Beziehungen zu Freunden, Kollegen, zum Chef oder zu anderen Menschen betreffen, werden über *Manipura* empfunden.

Sympathie und Antipathie sind Empfindungen, die über das Nervengeflecht des Solarplexus wahrgenommen werden. Denken Sie nur an das ungute Bauchgefühl, auf das Sie das letzte Mal nicht gehört haben, als Sie einer Sache oder einem Menschen nicht über den Weg trauten. Dieses Bauchgefühl ist dem Solarplexus-Chakra zu verdanken, denn es ist die sensibelste Antenne des Körpers und kann sehr deutlich zwischen »gut für mich« oder »schlecht für mich« unterscheiden, und zwar in Bruchteilen von Sekunden. Und dann kommt die Ratio des Kopfes ins Spiel und fängt an zu argumentieren, abzuwägen und das gesunde Bauchgefühl zu unterdrücken.

Lernen Sie auf dieses Bauchgefühl zu hören, bevor die intellektuelle Ratio eine ganze Reihe von Argumenten und imaginäre Pro- und Contra-Listen einsetzt. Das Bauchgefühl des Solarplexus-Chakras ist weiser als alle Erfahrungen und Abwägungen.

Die psychologische Empfindsamkeit des Solarplexus wird Ihnen schnell bewusst, wenn Sie sich erinnern, wann Sie sich das letzte Mal sehr geärgert haben. »Sich ein Loch in den Bauch ärgern« ist ein geflügeltes Wort und weist darauf hin, dass Gefühle wie Ärger oder Wut sogar körperliche Folgen haben können. Mitunter – bei starker Anspannung und einem Übermaß an Mitgefühl oder Trauer – haben Sie vielleicht auch das Gefühl, einen schweren Stein oder eine zusammengeballte Faust im Bauch zu haben. Das Solarplexus-Chakra zieht sich fühlbar zusammen, wenn man traurig ist, leidet oder Mitleid mit anderen empfindet.

Manipura ist in der Tat am leichtesten spürbar und am glaubhaftesten präsent, wenn starke Emotionen im Spiel sind, die hier, im Bauchbereich, vom Feinstofflichen ins Grobstoffliche transformiert werden. Achten Sie auf Ausgewogenheit in Ihrem Bauchraum, um schwere Störungen und Blockaden zu vermeiden. Beobachten Sie sich selbst und achten Sie stets darauf, ob Ihre Bauchdecke locker oder angespannt ist. Lernen Sie zu erkennen, in welchen Situationen sich Ihr Solarplexus verspannt. In solchen akuten Situationen und immer, wenn es darum geht, sich von Zwängen oder kräftezehrenden Emotionen zu befreien, lösen Sie Blockaden des Solarplexus-Chakras mit dem folgenden Saatgedanken oder Mantra.

Übung: **»Ich bin frei«**

- Legen Sie Ihre Handflächen auf Ihren Bauch und konzentrieren Sie sich für einige Momente auf den Fluss Ihres Atems.
- Mit jedem Einatmen visualisieren Sie das aktuelle Problem, das vorrangige Gefühl oder den Menschen, um den es gerade geht.
- Machen Sie sich bewusst, dass Ihre Emotionen ein Teil Ihrer Persönlichkeit sind.
- Machen Sie sich außerdem bewusst, dass alle Emotionen feinstoffliche Energien sind, die als Nahrung der Entwicklung und dem Erhalt der Schöpfung dienen und in diesen Kreislauf zurückgeführt werden dürfen.
- Machen Sie sich bewusst, dass Emotionen kommen und gehen dürfen.
- Mit jeder Ausatmung sagen Sie im Stillen oder laut zu sich selbst: »Ich bin frei!«
- Atmen Sie alle aktuellen und angestauten Belastungen aus.
- Wiederholen Sie diesen Satz mehrmals und immer wieder, sooft es Ihnen gut tut und nötig ist.

- Senden Sie Ihre Emotionen und belastenden Gefühle ins Universum. Bedanken Sie sich dafür, dass auch diese Emotionen dem Kreislauf der Schöpfung dienen.
- Spüren Sie, was es zu spüren gibt.

Emotionen gehören zum menschlichen Charakter. Sie sind ein Teil unserer Persönlichkeit. Dieser Saatgedanke trägt dazu bei, dass uns die Emotionen nicht überwältigen oder gar verzehren. Erfahrungsgemäß hängen sehr viele alte Emotionen im Bauchraum fest. Diese Übung kann also als eine Art Kur über einige Wochen praktiziert werden, bis alles Alte gelöst und entlassen wurde. Mit einem starken und blockadefrei vibrierenden Solarplexus-Chakra ist die feinstoffliche Energiebilanz von Schöpfung und Seele wieder ausgewogen.

Der physiologische Einfluss des Solarplexus-Chakras

Ein psychologisch überfordertes Solarplexus-Chakra wirkt sich direkt und fast unmittelbar auf das Körpergefühl aus und beeinflusst die Physiologie des Organismus deutlich und nachvollziehbar. Wenn die Seele kaum noch mit ihrer spirituellen Heimat verbunden und der Geist tief in die aufwallenden Gefühle des irdischen Alltags verstrickt ist, kann das Solarplexus-Chakra kaum noch ausreichend Prana durch die verspannte Bauchdecke transportieren.

Die physiologischen Themen des Solarplexus-Chakras in Stichpunkten

- Schlucken
- Nahrungsaufspaltung im Magen
- Entgiftungsarbeit der Leber
- Rücken und Muskeln

Durch die Zufuhr feinstofflicher Energie in den Bauchraum werden essenzielle Körperorgane wie Leber, Magen, Bauchspeicheldrüse und Dünndarm sowie die tragende Rückenmuskulatur und der mittlere Abschnitt der Wirbelsäule auf der molekulare Ebene mit dieser Energie versorgt.

Schmerzen im mittleren Rücken hängen physiologisch nicht selten mit Magenbeschwerden zusammen, und Krankheitssymptome wie Sodbrennen, übersäuerter Magen, Gastritis, Durchfall oder gar Bauchspeicheldrüsenkrebs sind in unmittelbarem Zusammenhang mit einer massiven Störung des Solarplexus-Chakras zu sehen. In solchen Fällen ist das Chakra förmlich von Emotionen überlastet. Man frisst belastende Gefühle quasi in sich hinein, bis der gesamte Bauchraum auch auf der grobstofflich-organischen Ebene entzündet ist.

Für die langfristige Gesundheit des Körpers ist es unerlässlich, sich seiner Gefühle und Empathie für andere Menschen und Lebewesen bewusst zu werden, um einen Prozess einzuleiten, in dessen Verlauf diese Emotionen (etwa Wut oder nicht verarbeitete Trauer) erstens nicht unterdrückt und zweitens harmonisiert und ausbalanciert werden, indem man verstehen lernt, dass menschliche Emotionen nichts anderes sind als feinstoffliche Energieballen, die da sein dürfen, aber auch wieder verschwinden können.

Emotionen sind mannigfache Beiträge eines jeden Menschen, die zum Wohle aller in die Akasha-Chronik eingespeist werden. Selbstanalyse und Selbstbeobachtung sind hilfreich um festzustellen, welche Eindrücke Sie belasten und welche Sinnesreize Sie überfordern und Ihnen im ungünstigen Fall sogar körperliche Beschwerden bereiten. Erkennen Sie Ihre Reaktionsmuster durch Selbstbeobachtung, um sich nach und nach davon zu lösen. Lernen Sie, belastende Gefühle loszulassen, und reichern Sie Ihr Solarplexus-Chakra in der folgenden Übung mit schützender Energie an.

Übung: **Die Farbe Gelb**

- In einer meditativen Sitzhaltung ziehen Sie Ihre Sinne nach innen und konzentrieren sich auf Ihren Bauchraum.
- Lassen Sie Ihren Atem in Ihrer Vorstellung in den Nabel ein- und von dort wieder ausfließen.
- Stellen Sie sich vor, Sie könnten in Ihr Innerstes reisen und sich sämtliche Gefühlsanballungen anschauen, die wie Staubwolken oder Steine in Ihrem Bauch lagern.
- Visualisieren Sie gold-gelbes Licht, während Sie sich an die entsprechenden Erlebnisse erinnern.
- Diese gelbe Licht, dieses Sonnenlicht leiten Sie zu Ihrem Solarplexus-Chakra.
- Stellen Sie sich vor, wie dieses warme, gelbe Licht der Sonne sämtliche Gefühlsballen im Bauchraum zum Schmelzen bringt, bis sie alle aufgelöst sind.
- Mit jedem Einatmen lassen Sie gold-gelbes Licht aus dem weiten Energiefeld des Universums in sich hineinfließen und das Dunkel Ihrer Gefühlswelt erleuchten.
- Mit jedem Ausatmen lösen Sie sich von altem Groll und alten Belastungen und lassen Ihre aufgestauten und angestaubten Gefühle nach außen fließen.
- Atmen Sie die Gefühle aus und lassen Sie sie als feinstoffliche Energie ins Weltall fließen. Die Schöpfung weiß sie zu nutzen.

- Spüren Sie, wie sich Ihre Bauchdecke entspannt und der Bauchraum leichter und lockerer wird.
- Stellen Sie sich vor, wie in Ihrem Inneren ein See mit hellem, sauberem, goldenem Wasser und/oder eine Sonne mit gelbgoldenem Licht entstehen, die Ihnen gleichermaßen Leichtigkeit und Kraft verleihen.
- Lassen Sie, so lange oder sooft es Ihnen gut tut, gold-gelbes Licht zu Ihrem Solarplexus-Chakra fließen.
- Zum Schluss danken Sie der Schöpfung für die Fähigkeit, Gefühle zu empfinden, aber auch wieder ziehen zu lassen.
- Spüren Sie, was es zu spüren gibt.

Diese Übung ist sehr hilfreich und praktisch. Sie verschafft Erleichterung und Erlösung von Altlasten und verhindert langfristig eine schmerzhafte Ansammlung belastender Emotionen. Die Farbe Gelb steht für Heiterkeit, Beweglichkeit und Austausch. Sie hilft, Zusammenhänge zu erkennen und Gedanken zu ordnen. Gold als Farbe oder Metall ist das gewichtigste Stärkungsmittel im Universum. Es steht für das Sonnenlicht, die Quelle allen Erdenlebens.

Die Kraft der Gefühle

Der moderne Mensch ist ein überwiegend rationales Wesen, das komplizierte Zusammenhänge, Prozesse und Techniken beherrscht. Und doch ist es immer wieder erstaunlich zu erleben, dass die Konfrontation mit starken Emotionen wie Verlust, Angst, Trauer oder überwältigender Freude selbst hartgesottene Personen förmlich umhaut. Die Kraft der Gefühle wirbelt jeden Menschen immer wieder innerlich durch, aber der Lebensabschnitt zwischen 14 und 21 Jahren ist in ganz besonderem Maße von Gefühlswallungen, Bauchgrummeln, eventuell sogar von Bauchkrämpfen geprägt. Das Solarplexus-Chakra dominiert diese Lebensphase und reift mit dem jungen Menschen heran, um ihn künftig zu schützen und ihm wie eine Art feinstoffliche Antenne dabei zu helfen, zwischen Antipathie oder Sympathie zu unterscheiden. In der siebenjährigen Wachstumsperiode zwischen Kindsein und Erwachsenwerden wirkt die feinstoffliche Energiequelle des Solarplexus-Chakras belebend.

Unabhängig vom Alter ist es immer hilfreich, die eigene Bauchstimme wahrzunehmen und entsprechend zu handeln, wobei es wichtig ist, Gefühle auch wieder loslassen zu lernen. Die Sucht nach Glücksgefühlen und die nach schmerzlichen Gefühlen sind eng miteinander verbunden. Die Yoga-Philosophie rät hier zu Ausgewogenheit. *Gleichgewicht, Balance und Harmonie in jeder Lebenslage, möge diese günstig oder ungünstig sein, ist der Zustand der Erleuchtung.* So lautet eine Yoga-Weisheit.

8 Herz-Chakra – irdische und göttliche Liebe

Wie viele Geschichten, Bücher und Filme ranken sich um das Herz und die damit verbundene Gefühlswelt des Menschen... Vermutlich sind es so viele, wie Sterne am Himmel stehen. Das Herz, sei es nun eines aus Gold oder eines aus Stein, steht im Zentrum unseres körperlichen und emotionalen Daseins. In vielen Kulturen symbolisiert das Herz die Liebe zwischen Menschen, die weit über reine Sympathie hinausgeht. Die moderne Neurobiologie erklärt die anfängliche Verliebtheit zweier Menschen mit der vermehrten Ausschüttung bestimmter Hormone und Neurotransmitter. Die Chakra-Lehre weiß weit mehr dazu zu berichten. Immerhin weist kaum ein anderer Bereich des menschlichen Körpers mehr offensichtliche Verbindungen zwischen Feinstofflichkeit und Grobstofflichkeit auf als das Herz. Der Sanskritname des Herz-Chakras ist *Anahata*, was so viel bedeutet wie »klangloser Klang«, »noch nicht zum Klingen gebracht« oder »unberührt«, »unbeschädigt«. Das mutet auf den ersten Blick seltsam an, wo doch jeder weiß, dass das Herz im lebenden Körper regelmäßig schlägt und einen hörbaren Klang erzeugt, der an das sonore Bim Bam einer großen Glocke erinnert, wenn man ein Stethoskop ansetzt. Mit *Anahata* ist jedoch der große Klang des Universums gemeint, das göttliche Licht, die Erleuchtung, die es als Seele zu suchen und zu finden gilt.

Das Herz-Chakra liegt im Brustraum am Ende des Brustbeins beziehungsweise in der Mitte der Brustwirbelsäule knapp unter den Schulterblättern. Führen Sie einen Finger mit ausgiebigem Druck das Brustbein hinunter. Irgendwo zwischen den Brüsten werden Sie auf eine recht empfindliche Stelle stoßen, die Sie noch spüren, wenn Sie den Finger längst wieder weggenommen haben. Dies ist die Kontaktstelle zwischen dem Körper und dem Herz-Chakra, zwischen Grobstofflichkeit und Feinstofflichkeit.

Die zentrale Rolle des Herzens als Symbol, aber auch als Zentrum des menschlichen Organismus ist überdeutlich. Das Herz-Chakra ist wie das Solarplexus-Chakra mit Manomaya Kosha verbunden, der feinstofflichen Körperhülle, die Emotionen speichert und bewahrt. *Licht, Luft, Wasser und Ruhe heilen, aber den kostbarsten Balsam spendet doch ein gütiges Herz,* sagt Theodor Fontane.

Die spirituelle Kraft des Herz-Chakras

In der Yoga-Philosophie gilt das Herz als unberührt, solange ein Mensch die kosmische Weisheit noch nicht erfahren hat, also erleuchtet wurde. Mit der Erleuchtung wird der Mensch frei von jedweder Anhaftung an Emotionen, denn Weisheit und die Erfahrung der schöpferischen Wahrhaftigkeit bewirken zwar Gelassenheit, nicht aber Teilnahmslosigkeit.

Die spirituellen Themen des Herz-Chakras in Stichpunkten

- Empfindungen und Herzenskraft
- Der göttliche Lebensfunke
- Lebensrhythmus
- Erleuchtung

Anahata sorgt für feinstoffliche Energie, die auf der grobstofflichen Ebene im Organ Herz zum lebendig machenden Herzrhythmus wird – und der kann als elektrischer Impuls gemessen werden. Dieser Impuls regt den Herzmuskel zur Bewegung an und sorgt damit für einen funktionierenden Blutkreislauf.

Niemand kann letztendlich erklären, warum der Sinusknoten diesen Impuls aussendet und warum er eines Tages aufhört, dies zu tun. Die Chakra-Lehre verweist auf *Anahata*. Im Herz-Chakra wird der göttliche Funke direkt von der feinstofflichen Schöpfung auf den Körper übertragen. Der göttliche Funke ist der Impulsgeber für den Herzrhythmus. *Anahata* beeinflusst den Takt des Herzens und somit den Lebensrhythmus eines Menschen. Mit dem Herz-Chakra wird feinstoffliches Prana sekündlich in anschauliches grobstoffliches Leben verwandelt.

Das verbindende spirituelle Element zwischen dem Körper und dem Herz-Chakra ist die göttliche Liebe, die Prana entstehen lässt und die das gesamte Universum durchwebt. Liebe ist die spirituelle Heimat aller Seelen – das, was alle und alles miteinander verbindet und wonach jedes Wesen im Universum sucht, weil wir es von Beginn der Schöpfung an als das essenzielle Lebenselement kennen und in jeder Inkarnation wieder und wieder suchen. Das Herz-Chakra hilft uns bei dieser spirituellen Aufgabe.

Die Liebe zwischen Menschen ist nur ein marginaler Ausdruck der göttlichen Liebe. Irdische Liebe allein ist schon ein wahrer Kraftmacher, aber die universelle Liebe, das göttliche Licht ist die Energiequelle aller Schöpfung. Ein spiritueller Lebenswandel und die sehnsüchtige Suche nach diesem Urquell sind in jedem Fall wichtige Aspekte einer interessanten Reise. Wer auf Erden verliebt ist, fühlt sich recht beschwingt. Diese Schwingung über das Herz-Chakra zu verstärken, ist zweifelsohne lohnenswert. Suchen Sie aber auch nach göttlicher Liebe. Ihr Herz wird Sie dabei führen, denn die Herzenskraft ist wahrhaftig, authentisch und gütig. Ein reines Herz und danach zu handeln, was das Herz Ihnen sagt, ist der einfachste und schönste Weg zur Erleuchtung.

Nachstehende Übung stärkt den Klang Ihres Herzens und Ihre Herzenskraft. Sie aktiviert den feinstofflichen Energiefluss zwischen Göttlichkeit, Feinstofflichkeit und Menschlichkeit durch wohltuende Schwingung.

Übung: **Herzklang**

- Nehmen Sie eine angenehme Sitzhaltung ein, aber lehnen Sie Ihren Rücken bitte nicht an, damit Sie den Oberkörper aufrichten können und viel Atemraum zur Verfügung haben.
- Nutzen Sie den gesamten Atemraum des Brustkorbs, um viel Atemvolumen ein- und ausfließen zu lassen.
- Konzentrieren Sie sich auf die Mitte Ihrer Brust und hören Sie auf das sanfte Pulsieren Ihres Herzens.
- Um sich Ihr Herz und Ihr Herz-Chakra deutlicher bewusst zu machen, können Sie eine oder beide Hände auf die Mitte Ihrer Brust legen.
- Atmen Sie bewusst ein und aus und spüren Sie, wie Ihr Brustkorb sich im Atemrhythmus hebt und senkt.
- Horchen Sie tief in Ihr Innerstes und suchen Sie nach dem Klang, der tief in Ihrem Brustkorb schlummert.
- Atmen Sie diesen Ton in Ihrer Vorstellung ein und aus. Atmen Sie dabei tief, langsam und geduldig.
- Wenn Sie den Klang gut wahrnehmen, lassen Sie diesen Ton mit dem nächsten Ausatmen sanft und langsam nach außen fließen.
- Es ist hilfreich, die Lippen zu einem A zu formen und diesen Vokal zu tönen.

- Wiederholen Sie diese Klangübung einige Male, bis Sie den Ton Ihres Herz-Chakras gefunden haben, der Ihr Herz in wohlige Schwingung versetzt.
- Fühlen Sie sich mit der Schwingung des göttlichen Lichts der Schöpfung verbunden.
- Tönen Sie, solange es Ihnen gut tut, und wiederholen Sie die Übung – stets mit Konzentration auf Ihre Herzgegend – sooft es zur Aktivierung Ihrer Herzenskraft nötig ist.
- Spüren Sie, was es zu spüren gibt.

Der weite, helle Klang des Vokals A aktiviert die Schwingung der Liebe und verbindet Ihre Seele mit ihrer spirituellen, göttlichen Heimat. Die Klangübung wirkt befreiend und belebend und ist besonders heilsam, wenn man den ganzen Tag vornübergebeugt am Schreibtisch sitzt, eine Enge in der Brust spürt und die Kraft des Herzens nicht bewusst wahrnimmt.

Die psychologische Bedeutung des Herz-Chakras

Ein »bedrücktes« oder gar »gebrochenes Herz« ist ein bildhafter Ausdruck, der auf die emotionale Verbindung zwischen Körper, Geist und Seele hinweist, denn jeder weiß, dass ein bedrücktes oder gebrochenes Herz das Gemüt in Mitleidenschaft zieht. Der Mangel an Liebe oder die Sehnsucht danach wird mit Gemütszuständen wie Tristesse, Schwermut, Gram, Jammer, Seelenwundheit und Weltschmerz assoziiert. Hinter all dem steht meist die Angst vor dem Alleinsein. Es ist nicht einfach, dieser Angst entgegenzuwirken und sie sollte auch nicht als Banalität abgetan werden, aber wenn wir von der psychologischen Bedeutung des Herz-Chakras sprechen, geht es nicht nur um zwischenmenschliche, sondern auch um göttliche Liebe, und die ist immer vorhanden. Niemand ist jemals wirklich allein, denn das Licht und die überirdische Herzensgüte sind immer bei uns.

Die psychologischen Themen des Herz-Chakras in Stichpunkten

- Liebe und Partnerschaft
- Verlustängste und Todesangst
- Einsamkeit und Alleinsein
- Ganzheit und Seelenverbundenheit

Der Mensch wünscht sich lebenslange Liebe zu einem Partner, aber die irdische Liebe ist eine flüchtige Sache, wie die meisten Menschen aus eigener Erfahrung wissen. Irdische Liebe ist meist von eher kurzer Dauer, und dennoch neigen wir dazu, jede neue Verliebtheit für die Liebe unseres Lebens zu halten und zu hoffen, sie möge eine Ewigkeit halten. In dem Moment, in dem wir uns für einen neuen Partner entscheiden, ist dies in der Tat nicht nur ein Wunsch, sondern unsere feste Überzeugung. Diesmal, ja diesmal, soll es endlich die oder der Richtige sein. Alle Menschen sind auf der Suche nach Ganzheit. Der Mensch fühlt sich halb und unvollständig ohne Partner.

Wenn das Herz-Chakra intensiv mit Prana angereichert ist, kann es uns auch Vollständigkeit und Ganzheit schenken. Der Kopf muss nur verstehen, dass jedes Individuum ohnehin einzigartig und komplett ist, ganz und heil, und zwar mit oder ohne Partner. Das Gefühl, ohne Partner nur ein halber Mensch zu sein, ist lediglich gesellschaftlichen Normen geschuldet. Mit der Stärkung des Herz-Chakras werden auch Ganzheit und Vollkommenheit eines jedes Menschen gestärkt. Sobald

Sie an dieser Stärkung arbeiten und sich als Körper-Seele-Geist-System komplett und heil zu fühlen beginnen, werden Sie auch im Äußeren als Ganzheit wirken, was Sie für potenzielle Partner wesentlich attraktiver macht. Der Partner fühlt sich nämlich nicht mehr bewusst oder unbewusst gedrängt, Ihre Defizite auszugleichen, und Sie glücklich zu machen. *Anahata* macht Sie glücklich und reich. Der Partner ist die wohlige Ergänzung und das göttliche Geschenk.

Und dennoch kann der Trennungsschmerz überwältigend und übermächtig sein, wenn die heiße Liebe erkaltet oder gar in Hass umschlägt. Müssen Liebe und Hass die beiden Seite einer Medaille sein? Wer Trennungsschmerzen durchleidet, tut (wie immer im Leben) gut daran, sich an die immerwährende, göttliche Liebe zu erinnern, die nicht fragt und nichts verlangt, die einfach da ist, ganz selbstlos. Trennungsschmerz kommt nicht aus dem Herzen, sondern aus dem Kopf, wo das verletzte Ego wohnt. Das Herz und die Seele wissen um die Verbundenheit mit der göttlichen Liebe. Wir können zwar allein sein, aber niemals einsam, denn das göttliche Licht der Liebe ist immer mit uns.

Hinter allen Verlustängsten (Partner, Familienmitglieder oder Hab und Gut betreffend) steht in Wahrheit die Angst vor dem Tod. Diese Angst mag im Sterbevorgang des grobstofflichen Körpers begründet sein, aber die Körperhüllen, die eng mit dem Herz-Chakra verbunden sind, wie Manomaya Kosha, leben ewig weiter. Also geht auch nichts verloren, was feinstofflicher Natur ist. Sie und Ihre Seele sind auf ewig mit dem feinstofflichen Energiefeld der Schöpfung verbunden und diese feinstoffliche Energie geht niemals verloren. Nichts Feines, Pures und Göttliches geht jemals verloren. Auch die Angst vor dem Tod ist ein reines psychisches Gebilde, von dem man sich in Demut und mit Dank befreien darf, indem man das Herz-Chakra mit Prana anreichert.

Über das Herz-Chakra ist jede Seele eng mit ihrer Seelenfamilie verbunden, mit der Gruppe feinstofflicher Wesen, die uns in zahlreichen Reinkarnationszyklen immer wieder begegnen und zu denen wir in unterschiedlichen Leben diverse Beziehungen pflegen, die allesamt auf der Energie der kosmischen Liebe basieren. Bei diesen Beziehungen mag es sich um Freundschaften oder Feindschaften handeln, um Verwandtschaft oder Elternschaft, aber auch um partnerschaftliche Liebe. Alle Taten und Handlungen in sämtlichen Lebenszyklen einer Seele werden als feinstoffliche Energien in der Akasha-Chronik gespeichert. Die Verantwortung für diese Aktionen wird Karma genannt.

Karma ist das kosmische Gesetz, das für Ausgleich und Balance sorgt und die Seele bis in alle Ewigkeit begleitet. Eine große partnerschaftliche Liebe im jetzigen Leben könnte in einem anderen Lebenszyklus eine unglückliche Liebe gewesen sein und darf im Hier und Jetzt ausgelebt werden. Es kann aber auch sein, dass die Liebe einer Seele in einer anderen Inkarnation von Ihnen nicht erhört oder erkannt wurde und Sie deshalb heute unglücklich in eben diese Seele verliebt sind. Es ist hilfreich, alle irdischen Liebesdinge aus kosmisch-karmischer Perspektive zu betrachten. Das ist heilsam und macht verständnisvoller. Alle Seelen einer Seelenfamilie sind untrennbar miteinander verbunden und gemeinsam auf der Suche nach göttlicher Liebe. Insofern sind wir nie allein und daher gilt auch die Liebe auf Ewigkeit.

Um Liebe empfangen und geben zu können, braucht man ein mutiges Herz, das frei von Ängsten ist und stark in der Mitte der Brust schlägt. Stärken Sie Ihre Herzenskraft mit dem folgenden Saatgedanken.

Übung: **»Ich bin Liebe«**

- Legen Sie eine Handfläche auf die Mitte Ihrer Brust und visualisieren Sie ein Herzsymbol vor Ihrem inneren Auge.
- Mit jedem Ausatmen lösen Sie sich von Ängsten und Sorgen, die Ihr Sein, Ihr Alleinsein, Ihre Partnerschaft oder Ihre Familie betreffen.
- Machen Sie sich bewusst, dass alle diese Sorgen sein dürfen, dass es Erfahrungen sind, aber auch Energieblockaden, die Sie nun mit jedem Ausatmen loslassen dürfen.
- Alles hat seinen Platz im Universum und das Universum hat unendlich viel Liebe für Sie.
- Auch in der Mitte Ihres Herzens wohnen unendlich viel Liebe, Dank und Demut, die Sie mit anderen teilen dürfen.
- Machen Sie sich bewusst, dass Sie Liebe geben, aber auch empfangen dürfen – jederzeit und wann immer Ihnen danach ist.
- Mit jedem Ausatmen sagen Sie im Stillen oder laut zu sich selbst: »Ich bin Liebe!«
- Wiederholen Sie diesen Satz mindestens dreimal oder sooft es Ihnen gut tut und wann immer Sie sich nach Liebe und Geborgenheit sehnen.
- Lassen Sie Liebe fließen – von Ihnen weg und zu Ihnen hin.
- Spüren Sie, was es zu spüren gibt.

Liebe ist die Identität des menschlichen Wesens.
Sie ist unser essenzieller Wesenszug, der jedoch bei der künstlichen Lebensweise unserer Zeit nur noch oberflächlich vorhanden ist und oft mit partnerschaftlicher Abhängigkeit oder Sex verwechselt wird.
Der Saatgedanke »Ich bin Liebe« erinnert uns daran, wieder Verbindung mit der höheren Bedeutung von Liebe

aufzunehmen und Demut zu empfinden. Außerdem macht er uns deutlich, dass wir uns jederzeit mit Liebe und Wohlgefühl anreichern können.

Der physiologische Einfluss des Herz-Chakras

Zahlreiche Studien belegen, dass Herzbeschwerden und Herzkreislauferkrankungen in sogenannten Schwellenländern zunehmen, obwohl sie in Indien und anderen asiatischen Ländern bisher kaum eine Rolle gespielt haben. Es handelt sich hier um Zivilisationskrankheiten, die in dem Maße zunehmen, in dem das Geldverdienen und entsprechender Wohlstand an Bedeutung gewinnen.

Wer nicht mehr auf sein Herz und damit auf die Stimme seiner Seele hört, die einfach nur glücklich sein will, blockiert die Zufuhr von Prana zum Herz-Chakra und riskiert den körperliche Herztod. *Anahata* möchte frei sein und frei zugängliche feinstoffliche Energie transformieren. Das kann es aber nicht tun, wenn der betreffende Mensch noch nicht einmal auf seinen eigenen Herzschlag achtet.

Die physiologischen Themen des Herz-Chakras in Stichpunkten

- Herzrhythmus und Herzmuskelkraft
- Herz und Kreislauf
- Atmung über die Lungen und Bronchien
- Brustwirbelsäule

Im Bereich des Herz-Chakras werden Bronchien, Lungenflügel und Herzmuskel vom Herzen mit Blut versorgt. Der gleiche Bereich im Rücken wird von *Anahata* mit Prana versorgt. Und genau hier ist der menschliche Körper oft am steifsten. Machen Sie, auf einem Stuhl oder Hocker sitzend, einen kleinen Test.

- Drehen Sie Ihren Kopf, die Schultern und den Oberkörper bis Mitte Brustwirbelsäule als Einheit so weit nach links wie möglich. Die Hüften oder der Hocker/Stuhl, auf dem Sie sitzen, dreht sich nicht mit.
- Drehen Sie sich langsam wieder zur Mitte und dann genauso sanft und achtsam zur rechten Seite.
- Es geht nicht einfach nur darum, den Kopf und die Halswirbelsäule nach hinten zu drehen, sondern vor allem darum, den Drehpunkt des Herz-Chakras zu erspüren.

Unter normalen Umständen sollten Sie ohne Anstrengung hinter sich schauen können und in der Brustwirbelsäule flexibel sein. Bei den meisten »Schreibtischmenschen« ist dies jedoch nur noch selten möglich. Mangelnde Drehfähigkeit und allgemeine Flexibilität der mittleren Brustwirbelsäule fällt auch in der Hatha-Yoga-Praxis auf. Entsprechende Übungen müssen erst wieder erlernt und trainiert werden. Zudem sind oft Unterschiede in der Drehfähigkeit nach links und rechts zu beobachten, denn die meisten Menschen überlasten den rechten Arm und die rechte Schulter einseitig, was sich auch auf die Wirbelsäule auswirkt.

Die Organe im Brustraum brauchen viel Freiraum und Flexibilität, um den Organismus durch tiefes Atmen mit sauerstoffreicher Luft versorgen zu können und dem Herz Freiraum zum Schlagen und Blutpumpen zu geben. Die rückwärtsbeugenden und drehenden Bewegungen des Hatha-Yoga sind sehr hilfreich, um den feinstofflichen und organischen Energiefluss im Brustraum zu aktivieren. Ein freies Herz ist von Prana durchtränkt und hält das Dreiersystem aus Körper, Geist und Seele lange Zeit vital. Reichern Sie Ihre Herzensenergie mit der folgenden Übung an, um wahre Liebe geben und empfangen zu können.

Übung: **Die Farben Rosa und Lindgrün**

- Nehmen Sie sich eine halbe Stunde Zeit, um ungestört meditieren zu können.
- Setzen Sie sich auf Ihren Meditationsplatz und spüren Sie sich in den Fluss Ihres Atems und den Rhythmus Ihres Herzens ein.
- Spüren Sie Ihre Aura, Ihre feinstofflichen Körperhüllen, die Sie umgeben wie ein warmer, wohliger Mantel.
- Nehmen Sie sich Zeit, um Ihren Körper, Ihre feinstofflichen Körperhüllen und Ihre Seele mit dem Universum zu verbinden.
- Spüren Sie Ihren Brustraum und Ihr Herz-Chakra auf der Vorder- und Rückseite des Körpers.
- Stellen Sie sich Ihr Herz-Chakra wie eine zarte Blüte vor, über die Sie ein- und ausatmen.
- Aus den Weiten des Weltraums lassen Sie mit dem Einatmen helles, lindgrünes Licht in Ihren Brustraum fließen.
- Reichern Sie Ihr Herz-Chakra mit diesem heilenden, tröstenden, freundlichen lindgrünen Licht an.
- Beim Ausatmen stellen Sie sich einen rosa Lichtstrahl vor, der aus der Mitte Ihres Herz-Chakras hervorgeht.
- Senden Sie das zarte rosa Licht in die Weiten des Kosmos.
- Bleiben Sie mit Ihren Gedanken ganz bei dieser Atemübung und visualisieren Sie die Weichheit von lindgrünem und die Zartheit von rosa Licht – wie eine Blüte, die innen zartgrün und außen hellrosa ist.
- Füllen Sie Ihren Brustraum und den ganzen Körper mit Licht und Liebe, solange Sie möchten und sooft Ihnen danach ist.

- Bedanken Sie sich für dieses heilige Ritual. Es symbolisiert den Austausch von Liebe zwischen der göttlichen Schöpfung und Ihnen als Ausdrucksform dieses schöpferischen Prinzips.
- Spüren Sie, was es zu spüren gibt.

Diese Meditation kann bewirken, dass bei Ihnen Tränen fließen. Das ist durchaus gut so. Tränen sind flüssige Liebe, die das Universum uns mitgegeben hat, damit wir uns immer an dieses kraftvolle Gefühl erinnern. Die Farbkombination Lindgrün und Rosa ist heilsam für jedes Herz. Rosa symbolisiert Reinheit und das helle Grün steht für Zufriedenheit und Anerkennung der schöpferischen Ordnung.

Die Kraft der Liebe

Diese letzte Übung zum Themenkreis des Herz-Chakras ist besonders bewegend und anrührend und genau deshalb so heilsam und nötig in einer Welt, in der Liebe und Nächstenliebe mittlerweile Mangelware sind.

Die Zeit zwischen dem 21. und 28. Lebensjahr ist der Entdeckung der Herzensstimme und der Kraft der Liebe gewidmet. Mit Enthusiasmus kämpft man mitunter für seine irdische, partnerschaftliche Liebe. Man festigt oder entfesselt allerdings auch die Bindungen zwischen Eltern und Kindern, denn die ehemaligen Kinder sind nun selbst Erwachsene. Dieses Loslassen hat viel mit der feinstofflichen Energie des Herz-Chakras zu tun und gelingt besser, wenn ein weiser Satz wahrhaft verstanden, integriert und gelebt wird: »Lieben heißt lassen.«

Lieben und Loslassen sind die Aufgaben, die das Herz-Chakra im dritten Lebensjahrzehnt eines Menschen als feinstoffliches Geschenk anzubieten hat. Die Kraft der Liebe kann Berge versetzen, wenn die Menschen es wieder schaffen, die Liebe – die göttliche Liebe und die Liebe zum Schöpfungsprinzip – neu zu entdecken und zu stärken. Das Herz-Chakra freut sich über jeden freien Atemzug und über jede Stärkung seiner Ursprungskraft. Und es gar nicht so schwer, diese Kraft zu stärken. Man muss nur auf die Stimme des Herzens hören.

9 Hals-Chakra – Klang und Wahrhaftigkeit

Kaum etwas ist so prägnant und individuell wie die Stimme eines Menschen. Die Fähigkeit, zu sprechen und sogar in unterschiedlichen Sprachen zu kommunizieren, ist eine erhabene Eigenschaft und macht den Menschen unter allen Lebewesen auf Erden zu etwas Besonderem. Kreative Kraft und Einzigartigkeit wird über das Hals-Chakra mit feinstofflicher Energie genährt und ist wesentlich verantwortlich dafür, wie ein Mensch sich auszudrücken und darzustellen vermag.

Um die persönliche Einzigartigkeit hervorzuheben, wurde und wird der Hals in vielen Kulturen mit Gold, Edelsteinen und Geschmeide aller Art geschmückt. Auch dies ist ein Hinweis darauf, welche Bedeutung dem Hals-Chakra beigemessen wird.

Das Hals-Chakra trägt den Sanskritnamen *Vishuddha* oder *Vishuddi*, was mit »Reinheit«, »Läuterung« oder »Wahrheit« übersetzt werden kann. Ein harmonisch pulsierendes Hals-Chakra sorgt dafür, dass der Mensch im Einklang mit sich selbst ist. Wie oft ist das der Fall? Das Hals-Chakra ist der Ort der Wahrhaftigkeit, aber wie oft bedienen wir uns der Sprache, um Lügen und verbale Manipulationen zu äußern? Der filigrane Energietrichter des Vishuddha verjüngt und vereint sich in Höhe des Kehlkopfes beziehungsweise im Bereich der Halswirbelsäule mit dem Organismus. Das Hals-Chakra steht (wie das Stirn-Chakra) in Verbindung mit Vijananamaya Kosha, der Hülle der Weisheit. Diese Hülle trägt die Weisheit der Schöpfung, aber auch Erkenntnisse und Erfahrungen in sich, die eine Seele sowohl in vorangegangenen Inkarnationen als auch im jetzigen Leben gesammelt hat.

Das Hals-Chakra transformiert diese Weisheiten in feinstoffliche Energie, die einerseits in die Akasha-Chronik einfließt und dort gespeichert wird. Andererseits fließen die vormals gewonnenen Erkenntnisse aus dieser feinstofflichen Akasha-Quelle über das Hals-Chakra in Körper und Geist und machen das alte, bereits erarbeitete Wissen für die aktuelle Lebensspanne nutzbar.

Auf diese magisch-feinstoffliche Weise weiß eigentlich jeder Mensch instinktiv, was richtig und was falsch ist, was gesagt werden muss und was nicht ausgesprochen zu werden braucht. Und dennoch handeln viele Menschen entgegen diesem inneren Wissen und gegen ihr Gewissen. So kommt es zu Lügen, Streitereien und Schuldzuweisungen, die vielleicht etwas mit Karma zu tun haben, aber eigentlich in dieser Inkarnation geklärt werden wollen. Das Hals-Chakra ist der feinstoffliche Knotenpunkt, an dem die innere Zerrissenheit deutlich wird und der Konflikt zwischen dem, was gelebt wird, und dem, was gelebt werden sollte, ausgetragen und kommuniziert wird. Im Idealfall führt die feinstoffliche Kraft des Hals-Chakras zu einer wachsenden Bewusstheit für das eigene Sein und Handeln. Wenn die feinstoffliche Energie in *Vishuddha* reich fließt, kann dieses Chakra zur Läuterung und Reinigung verhelfen.

Das Hals-Chakra hat die Aufgabe, der Persönlichkeit des Menschen Ausdruck zu verleihen. Gleichzeitig ist es eines der störungsanfälligsten Chakras, denn die meisten Menschen sind noch nicht in der Wahrhaftigkeit der Schöpfung angekommen.

Die spirituelle Kraft des Hals-Chakras

Das Hals-Chakra liegt zwischen dem Herz-Chakra (dem feinstofflichen Zentrum der göttlichen Liebe) und dem Stirn-Chakra (dem feinstofflichen Zentrum der Erkenntnis) und wird daher auch als Brücken-Chakra bezeichnet. Was das Herz fühlt, wird über das Hals-Chakra kommuniziert. Und was das Hals-Chakra als feinstoffliche Energie zur Verfügung stellt, wird transformiert und mit den Mitteln der Sprache geäußert. Sprache ist nichts anderes als Klang, also Schwingung und Feinstofflichkeit. Und Schwingung ist das, woraus das ganze Universum gemacht ist.

Die spirituellen Themen des Hals-Chakras in Stichpunkten

- Schwingung spüren und erzeugen
- Wahrhaftigkeit und Reinheit
- Spiritueller Lebenswandel in Form und Ausdruck

Durch die Kommunikation manifestieren sich mit Hilfe des Stirn-Chakras Erfahrungen und Erkenntnisse, die im menschlichen Geist verarbeitet und über Vijnanamaya Kosha für alle Zeit im großen Datenspeicher des Universums festgehalten werden. Personen, die sich für einen spirituellen Lebenswandel entschieden haben, sind auf der Suche nach einen Zugang zu diesem kosmischen Speicher, in den das Wissen, die Weisheit und die Wahrhaftigkeit jeder Seele, die jemals erschaffen wurde, eingeflossen ist.

Alles Wahrhaftige, alles höhere Wissen zu erfassen und zu verstehen, ist einem einzelnen Menschen vermutlich gar nicht möglich. Wir können lediglich einen Teil der kosmischen Wahrheit erblicken. Erst der Zustand der Erleuchtung mag das Verständnis des Ganzen mit sich bringen, aber zunehmend multidimensionales Denken kommt der Erleuchtung des Geistes bereits sehr nahe. Aufgabe des Hals-Chakras ist es, das Wissen um die spirituelle Verbindung zwischen grobstofflicher und feinstofflicher Realität in Worte zu kleiden.

Stellen Sie sich vor, Sie könnten auch nur für einen winzigen Moment erkennen, was Göttlichkeit wirklich bedeutet. Stellen Sie sich weiter vor, Sie könnten wirklich verstehen, wie alle Teile der Schöpfung zusammenhängen und was der eigentliche Sinn Ihres Daseins und aller Daseinsformen ist. Und stellen Sie sich vor, Sie könnten einen Blick erhaschen auf das, was erklärt, was das Universum ist und was Ewigkeit bedeutet. Stellen Sie sich ferner vor, Sie könnten dieses wahre Wissen in wahre Worte fassen und anderen Menschen mitteilen. Dann wäre Ihr Hals-Chakra voll aufgeblüht und von extrem viel feinstofflicher Energie durchdrungen.

Für das, was wir nicht wissen, fehlen uns die Worte. Für das, was wir suchen, finden wir lediglich ungenaue Beschreibungen, aber wir wissen alle, dass da etwas ist. Und das Hals-Chakra kann uns dieser schöpferischen Wahrheit ein wenig näherbringen.

Die spirituelle Kraft von *Vishuddha* liegt in der Suche nach Wahrhaftigkeit, nach purem, unverfälschtem, göttlichem Wissen um die Zusammenhänge des Seins, und im Streben nach Erleuchtung. Erleuchtung wird nach der Yoga-Lehre nur dem zuteil, der in Wahrhaftigkeit wandelt, der sanft und wahrhaft ungetrübt zu anderen spricht und sich selbst gegenüber objektiv und ehrlich ist. Spätestens wenn sich Probleme im Halsbereich manifestiert haben, ist es höchste Zeit, sich zu fragen, ob man unaufrichtig zu sich selbst ist oder war. Die nachstehende Klangübung ist hilfreich, um die Schwingung des Hals-Chakras von Misstönen zu befreien und Blockaden zu lösen.

Übung: **Halsklang**

- Setzen Sie sich aufrecht hin und räuspern Sie sich, um Ihre Stimmbänder von eventuellen Belägen zu befreien.
- Legen Sie Ihre Hände mit den Handflächen aneinander, verschränkten Sie die Finger wie zum Gebet, strecken Sie beide Daumen davon weg und lassen Sie deren Spitzen zum Körper zeigen.
- Diese Mudra halten Sie in Höhe des Halses, sodass die Daumen in Richtung Kehlkopf ausgerichtet sind.
- Diese Handhaltung ist das Siegel der Wahrhaftigkeit und unterstützt die feinenergetische Arbeit des Hals-Chakras.
- Atmen Sie bewusst ein und aus und spüren Sie, wie der einströmende Atem den Halsraum von innen kühlt.
- Visualisieren Sie Vishuddha auf der Vorder- und Rückseite Ihres Halses.
- Erspüren Sie, welche Schwingung, welcher Klang in Ihrem Halsraum entstehen will.
- Lassen Sie diesen Ton beim nächsten Ausatmen auf dem Vokal E nach außen fließen – sanft und weit.
- Wiederholen Sie diese Klangübung einige Male, bis Sie die individuelle Schwingung Ihres Hals-Chakras gefunden haben.
- Der richtige Ton ist angenehm hell und weit. Er entweicht und ist dabei nicht anstrengend, sondern ganz natürlich. Er fühlt sich weich an und ist heilend für Ihr Hals-Chakra.
- Denken Sie daran, stets im Sinne der Wahrheit zu denken, zu handeln und zu sprechen.
- Spüren Sie, was es zu spüren gibt.

Diese wundervolle Klangübung reinigt und befreit das Hals-Chakra von verborgenen Unwahrheiten und sorgt für einen freien Zufluss feinstofflicher Energie zum Körper und zur feinstofflichen Brücke zwischen Herz und Geist. Sie können sie jederzeit zur Befreiung vor oder nach schwierigen Gesprächen oder zur täglichen Selbstreinigung einsetzen.

Die psychologische Bedeutung des Hals-Chakras

Das Sakral-Chakra wird als Ort der schöpferischen Kreation bezeichnet, denn hier kann neues Leben entstehen und im entsprechenden Körperbereich heranwachsen. Das Hals-Chakra hingegen ist das feinstoffliche Energiezentrum für Inspiration und Kreation, die mit den geistigen Fähigkeiten des Menschen zusammenhängen und einzigartig sind. Ideen, die entstehen, formieren sich im Geist und finden ihren Ausdruck mit Hilfe des Hals-Chakras, denn dieses Chakra kann ihnen durch die Wahl der richtigen Schwingung und der passenden Worte Klang und Form verleihen.

Die feinstoffliche Energie des Hals-Chakras ist auch beteiligt, wenn diese Ideen niedergeschrieben oder über die Hand-Chakras geformt und greifbar gemacht werden.

Die psychologischen Themen des Hals-Chakras in Stichpunkten

- Ehrlichkeit und Authentizität
- Inspiration
- Kreativität
- Persönlichkeit
- Kommunikation

Stellen Sie sich einen Klumpen warmen, weichen Lehm vor. Stellen Sie sich weiter vor, Sie seien ein Töpfer oder gestaltender Künstler, der diesen Lehm zu formen beginnt. Spüren Sie, wie die Vorstellung vom Aussehen, das der Lehmklumpen annehmen soll, in Ihrem Geist entsteht und wie diese Idee über das Hals-Chakra in Ihre Händen fließt, die ihr reale Gestalt geben werden. Stellen Sie sich ferner vor, wie Ihre Hände den Lehm zu kneten und zu formen beginnen.

Die psychologische Bedeutung des Hals-Chakras liegt in der Fantasie und in der Schaffenskraft des Menschen, denn die Feinstofflichkeit in diesem Chakra macht die grobstoffliche Gestaltung erst möglich. Die Welt um sich herum zu gestalten und zu persönlichen Zwecken zu ordnen und zu formen, ist eine Ureigenschaft des Menschen, die weit über das instinktive Nestbauen der Tiere hinausgeht.

Bei Künstlern, Lehrern, Rednern und Autoren ist das Hals-Chakra sehr aktiv, manchmal sogar überlastet oder ausgelaugt, was sich in einer Schreibblockade, einer kreativen Leere beim Malen oder in Form von Halsschmerzen zum Ausdruck bringen kann.

Würde das Hals-Chakra nicht harmonisch schwingen, gäbe es keine Inspiration für kreatives Schaffen. Das Wort »Inspiration« leitet sich von dem lateinischen Begriff *inspiratio* ab, der mit »Beseelung des Geistes« übersetzt werden kann. Der Begriff Inspiration verdeutlicht, wie eng Seele und Geist miteinander verbunden sind und in welch vollendetem Maße diese beiden Elemente zusammen mit dem Körper ein Dreiersystem bilden.

Jeder Mensch ist kreativ, denn er meistert sein Leben auf individuelle Weise und bringt seine Persönlichkeit mit Hilfe des Hals-Chakras zum Ausdruck. Die kreative Bedeutung des Hals-Chakras liegt in den individuellen Ausdruckformen der jeweiligen Künstler. Bei bildenden Künstlern sind es Bilder und Statuen, bei Musikern sind es musikalische Darbietungen und Kompositionen, bei Autoren Schriftwerke, und Handwerker bringen sich über ihr handwerkliches Geschick oder ihren Erfindergeist zum Ausdruck. Aber auch die alltägliche Wortwahl und die jeweilige Kommunikationsform einer Person haben etwas mit der Menge an feinstofflicher Energie in ihrem Hals-Chakra zu tun. Alle genannten Ausdrucksformen sind nur möglich, wenn *Vishuddha* ungehindert pulsieren und vibrieren kann. Anderenfalls sind Inspiration, Kreation beziehungsweise Kreativität und Kommunikation zeitweilig oder permanent gestört.

Jeder Mensch – nicht nur jeder Künstler – ist kreativ. Vermutlich ist es Ihnen auch schon so ergangen: Tage- oder wochenlang grübeln Sie über ein Problem nach und suchen eine Lösung. Sie warten auf eine Idee, doch sooft Sie auch darüber nachdenken, Ihnen fällt nichts ein. Und dann plötzlich haben Sie einen Geistesblitz und wundern sich, warum Ihnen das nicht schon früher eingefallen ist. Inspiration und Kreation sind ein unzertrennliches Paar. Manchmal braucht die Seele Ruhe und Einkehr, um aus dem Erfahrungsschatz sämtlicher Inkarnationen zu schöpfen und Ihren Geist mit einer Idee zu beseelen. Diese Idee nimmt dann mit Hilfe der feinstofflichen Energie des Hals-Chakras Gestalt an.

Zwanghaftes Nachdenken hilft in solchen Fällen meistens gar nicht weiter. Am besten denken Sie abends vor dem Einschlafen kurz über das zu lösende Problem nach und bitten Ihre Seele, im feinstofflichen Energiemeer eine Lösung für Sie zu finden. Eines Morgens werden Sie gleich nach dem Aufwachen erstaunt feststellen, dass Sie die zündende Idee haben. Kommunizieren Sie mit Ihren feinstofflichen Kräften. Das unendliche Wissen der Akasha-Chronik steht Ihnen zur Lösung kleiner und großer Probleme zur Verfügung, wann immer Sie sich diesem heiligen Wissensschatz mit Andacht und Demut nähern und um Zugang bitten.

Eine psychologisch bedingte Störung des Hals-Chakras kann auch in mangelnder Eigenkommunikation begründet sein. Die Auseinandersetzung mit sich selbst – die Schau nach innen – spielt auf jedem spirituellen Weg eine große Rolle und wird vor allem anderen gelehrt. Selbstreflexion und Selbsterkenntnis hängen mit dem Hals-Chakra zusammen, denn wer sich selbst gegenüber nicht wahrhaftig und ehrlich ist, wird sich schwer tun, Zugang zu höheren Wahrheiten und kosmischer Weisheit zu erlangen. Beobachten Sie sich, seien Sie ehrlich zu sich und kritisieren Sie sich selbst, damit Sie in Zukunft klarer kommunizieren und weniger egomotiviert handeln können. Überprüfen Sie Ihre Sprache und Ihren Wortschatz. Selbstbeobachtung ist der beste Weg zu Selbstfindung und ganzheitlicher Heilung.

Regen Sie den Fluss der Energie zu Ihrem Hals-Chakra an, befreien Sie sich von Blockaden und stärken Sie *Vishuddha* mit folgendem Saatgedanken, um Ihrer persönlichen Inspiration und Kreativität Ausdruck zu verleihen.

Übung: »Ich bin wahrhaftig«

- Lösen Sie sich von allen Gedanken und Erwägungen. Leeren Sie Ihren Kopf, bis er leicht wird, und konzentrieren Sie sich in Gedanken ganz auf Ihre Atmung.
- Spüren Sie, wie der Atem über Ihre Nase ruhig und gleichmäßig ein- und ausfließt.
- Spüren Sie, wie der Atem den Halsraum durchströmt.
- Versetzen Sie sich in Ihre Kindheit und stellen Sie sich vor, wie Sie als Kind mit sonnigem Gemüt ein Bild malen, im Sandkasten spielen und Sandburgen bauen oder andere Dinge formen und kreieren.
- Versetzen Sie sich in dieses meditative Gefühl Ihrer Kindheit, als Sie sich ganz und gar auf eine einzige Tätigkeit konzentriert haben und dabei vollkommen glücklich und im Einklang mit sich selbst waren.

- Horchen Sie in sich hinein und versuchen Sie zu erspüren, was Sie heute als Erwachsener gern aussprechen, formen, zeichnen oder kreieren möchten, um Ihre Kreativität im Alltag und in Ihrem jetzigen Lebensabschnitt neu zu beleben.
- Atmen Sie Ideen aus dem Reichtum des feinstofflichen Universums ein und sagen Sie mit jedem Ausatmen im Stillen oder laut zu sich selbst: »Ich bin wahrhaftig!«
- Wiederholen Sie diesen Saatgedanken, sooft und wann immer es Ihnen gut tut.
- Beobachten und spüren Sie, was es zu spüren gibt.

Mit dieser Rezitation wecken Sie Ihr kreatives Potenzial, auch wenn Sie keine Künstlernatur sind. Auch Kochen und das Ordnen von Papieren sind kreative Arbeiten, mit denen Sie sich zum Ausdruck bringen können. Ihre Hände sind Werkzeuge, mit denen ein kreativer Flow umgesetzt wird – und das kann bei der Gartenarbeit geschehen, beim Stricken und bei noch vielen anderen Tätigkeiten. Etwas zu erschaffen und zu kommunizieren, ist eine zutiefst menschliche Sehnsucht und Fähigkeit.

Der physiologische Einfluss des Hals-Chakras

Wenig ausgeprägte Kreativität mag Ausdruck eines nicht optimal mit Energie versorgten Hals-Chakras sein, aber die meisten und offensichtlichsten Blockaden des Hals-Chakras äußern sich als physiologische Dysfunktionen im Halsbereich.

Die physiologischen Themen des Hals-Chakras in Stichpunkten

- Nase
- Mund, Zunge und Zähne
- Speiseröhre
- Rachen, Kehlkopf, Stimmbänder
- Schilddrüse
- Halswirbelsäule

Vishuddha versorgt alle im Halsraum gelegenen Organe mit feinstofflichem Prana, um ihnen im Grobstofflichen Kraft und Lebendigkeit zu verleihen: Nase, Mund, Zunge, Zähne und Zahnfleisch, Rachen, Mandeln, Kehlkopf, Schilddrüse, Stimmbänder und Speiseröhre sowie die Halswirbelsäule und die entsprechende Nackenmuskulatur (Trapezmuskel und andere). Alle Erkrankungen dieser Organe und Körperteile weisen auf eine Blockade des Hals-Chakras hin und sind – feinstofflich betrachtet – Folgen eines mangelnden oder unterdrückten Ausdrucks Ihrer Persönlichkeit beziehungsweise Folgen einer Überlastung.

Wenn Sie häufig unter Halsschmerzen, rauer Stimme oder Zahnschmerzen leiden, sind dies sichere Anzeichen dafür, dass Sie mental gestresst sind und unter Druck stehen. Erinnern Sie sich kurz an Ihre letzte Halsentzündung und überlegen Sie, welcher Umstand, welches Ereignis oder welches Wortgefecht Ihnen damals den Hals zuschnürte und Sie bedrückt hat. Bei Ihrer nächsten Hals- oder Mandelentzündung können Sie sich gleich fragen, was Ihnen »einen dicken Hals« macht. Regen Sie sich über etwas auf, das Sie nicht aussprechen konnten oder können? Hegen Sie Groll gegen jemanden und bleibt Ihnen dieser Groll buchstäblich im Hals stecken? Betrügen Sie sich selbst, indem Sie bestimmte Dinge leugnen oder verneinen? Oder betrübt Sie etwas und fehlt Ihnen der Mut, dies zuzugeben oder auszusprechen? Vielleicht leben und arbeiten Sie gegen Ihre innere Stimme, vielleicht wünschen Sie sich andere Lebensumstände oder einen anderen Arbeitsplatz. Vielleicht haben Sie auch einfach die Nase voll von allem und brauchen eine Auszeit. Wenn Sie sich zu etwas gezwungen fühlen, hat dies Einfluss auf Ihr Hals-Chakra und die Zufuhr von feinstofflicher Energie in den Halsraum wird behindert.

Dann können auch Erkältungs- oder Grippeviren besser angreifen. Natürlich ist nicht jede Erkältung auf einen Mangel an feinstofflicher Energie zurückzuführen, aber dennoch bleibt die Frage, warum ein Immunsystem, das meist stark und gut gegen Angriffe gewappnet ist, manchmal versagt, denn erst dann kann sich ein grippaler Infekte festsetzen.

Alles, was Sie auf der feinstofflichen Ebene seelisch oder mental belastet, findet irgendwann und irgendwie, mittel- oder langfristig seinen grobstofflichen Ausdruck. Denn so wie das göttliche Licht in jeder Zelle grobstoffliche Materie bildet, manifestieren sich auch emotionale Belastungen im Körper. Der Mensch ist ein ganzheitliches System, eine Funktionseinheit, in der alle spirituellen, mentalen und physiologischen Ebenen eng miteinander verwoben sind und im Gleichklang reagieren. Der Körper reagiert auf die Seele und die Seele reagiert auf den Geist. Der Geist wiederum wirkt auf den Körper, und so weiter.

Feinstoffliche Energie ist das, woraus das Universum, jedes Lebewesen, jede Pflanze und natürlich der Mensch besteht. Und diese Energie vermag alles auszudrücken und zu transformieren. Genau wie Emotionen sind auch körperliche Erkrankungen Erfahrungen, die dem Erhalt und der ewigen Erneuerung der Schöpfung dienen.

Die folgende Übung ist sehr hilfreich, wenn Sie den Fluss der Energie in Ihr Hals-Chakra vorbeugend stärken und anreichern möchten. Akut kann sie bei Nacken- und Schulterverspannungen, bei grippalen Infekten der Atemwege, bei Heiserkeit, Sprachstörungen, Unter- oder Überfunktion der Schilddrüse und bei Zahnproblemen heilend wirken.

Übung: **Die Farbe Hellblau**

- Bereiten Sie sich auf Ihr persönliches Übungsritual vor.
- Sorgen Sie für entspannende Ruhe und nehmen Sie sich genügend Zeit, um sich auf sich selbst zu konzentrieren.
- Es dauert immer eine Weile, bis die Gedanken zur Ruhe kommen und der Atemrhythmus langsamer wird. Haben Sie also Geduld.
- Ihr fester Meditationsplatz reichert sich in jeder Meditationssitzung mit reiner feinstofflicher Energie an und wird auf diese Weise nach und nach zu einem Tempel in Ihrem Zuhause.
- Spüren Sie die feinstoffliche Energie Ihres Meditationsplatzes.
- Spüren Sie Ihren Körper. Spüren Sie Ihre Aura und Ihre feinstofflichen Körperhüllen, die Sie umgeben wie ein schützender Mantel.
- Spüren Sie, wie die feinstofflichen Hüllen außerhalb Ihres physischen Körpers Sie mit den Weiten des Universums verbinden.
- Stellen Sie sich vor, von einem himmelblauen Licht umgeben zu sein.
- Alles um Sie herum ist wohlig warm und nährt Ihre Seele und Ihren Körper.
- Spüren Sie das pulsierende Hals-Chakra auf der Vorder- und Rückseite Ihres Halses.
- Mit jedem Einatmen lassen Sie hellblaue Farbe oder himmelblaues Licht über das Hals-Chakra in sich hineinfließen.
- Spüren Sie, wie sich die Enge im Hals oder Nacken löst und wie dieser Bereich wieder weiter und durchlässiger wird.
- Lassen Sie mit jedem Ausatmen zu, dass sämtliche Knoten und Blockaden aus Ihrem Hals- und Nackenbereich entweichen.

- Stellen Sie sich vor, wie diese ausgeatmeten Blockaden zu Wolken werden, die über den hellblauen Himmel ziehen und sich im Wind allmählich auflösen, bis sie nicht mehr zu erkennen sind.
- Weiten Sie Ihren Hals- und Nackenraum mit jedem Einatmen.
- Lassen Sie hellblaues Licht in Ihr Hals-Chakra fließen – so lange Sie möchten und so viel Sie benötigen.
- Bedanken Sie sich bei Ihrem höheren Selbst, der Schöpfung oder der Göttlichkeit für dieses heilige Ritual.
- Spüren Sie, was es zu spüren gibt.

Blaue Farbtöne wirken beschützend, beruhigend und mäßigend. Hellblaues Licht symbolisiert Harmonie und Sehnsucht nach göttlichem Schutz sowie Zufriedenheit und Wahrhaftigkeit. Bei Problemen im Halsbereich stärkt eine Kette aus Chalcedonen oder mit einem Chalcedonanhänger die Selbstheilungskraft. Dieser Stein aktiviert die Energien des Hals-Chakras und verstärkt dessen pulsierende Schwingung. Wenn in Gesprächen oder Vorträgen Ihre Überzeugungskraft, Wahrhaftigkeit und Authentizität gefragt sind, ist es hilfreich, einen hellblauen Schal oder ein hellblaues Tuch um den Hals zu tragen.

Die Kraft der Wahrhaftigkeit

Im modernen Zusammenleben haben wir uns fast alle daran gewöhnt, uns mit Notlügen, Manipulationen oder gar faustdicken Lügen aus der Affäre zu ziehen, wenn es unangenehm wird. Genau betrachtet ist der größte Teil der medialen Kommunikation manipulativ, und auch die zwischenmenschliche

Kommunikation ist nicht selten unaufrichtig. Aufgesetzte Freundlichkeit an den Tag zu legen, obwohl man eigentlich stinksauer auf einen Arbeitskollegen oder eine Kollegin ist, belastet das Hals-Chakra und hat unter Umständen körperliche Erkrankungen zur Folge, weil uns diese zehrende Energie im wahrsten Sinne des Wortes im Halse steckenbleibt. Oft lügt man auch aus Höflichkeit, wohl wissend, dass der andere genau spürt, dass er belogen wird, weil die feinstofflichen Schwingungen, die solche Unwahrheiten begleiten, in jedem Fall und für alle Beteiligten spürbar sind.

Das Hals-Chakra wird zwischen dem 28. und dem 35. Lebensjahr geprägt. Dies ist der Lebensabschnitt, in dem sich die eigenen Meinungen und Standpunkte festigen und man diese auch überzeugend vortragen und verteidigen kann, ohne lügen oder manipulieren zu müssen. Manipulationen bringen niemanden weiter, denn diese Konstrukte und Beugungen der Wahrheit verfolgen jeden, der sie kreiert hat. Mit der Kraft der Wahrhaftigkeit erreicht man bedeutend mehr.

In der Ära der Zeitenwende und angesichts des zunehmenden Wissens um Feinstofflichkeit und des Strebens nach spirituellem Erwachen ist es hilfreicher denn je, sich auf die Kraft der Wahrhaftigkeit zu stützen und die eigene Authentizität damit zu unterstreichen. Wahrhaftigkeit kommt in offenen, aber nicht verletzenden Worten zum Ausdruck, also in der Kunst, respektvoll zu leben, zu handeln und zu sprechen.

10 Stirn-Chakra – Wahrnehmung und Weisheit

Das Stirn-Chakra liegt in der Mitte der Stirn und wird auch als »drittes Auge« bezeichnet. In verschiedenen künstlerischen Darstellungen befindet sich das »dritte Auge« tatsächlich als Auge auf der Stirn, damit der Betrachter Weitsicht, Hellsichtigkeit und Weisheit damit assoziieren kann. Das allsehende Auge, umgeben von einem Strahlenkranz auf der Spitze einer Pyramide ist auf jedem Ein-Dollar-Schein zu sehen. Das Stirn-Chakra ermöglicht feinstoffliche Wahrnehmung und symbolisiert Weisheit höchster Güte.

Alle spirituellen Lehren besagen, dass Wahrnehmung und daraus resultierendes Wissen nicht gleichbedeutend mit Weisheit ist. Der Yoga-Philosophie zufolge ist die Wahrnehmung über die Sinnesorgane Augen, Nase, Ohren, Mund und Haut durchaus trügerisch, denn das Großhirn verknüpft automatisch bisher gemachte Erfahrungen mit den jeweiligen Sinnesreizen und schlussfolgert, dass eventuell Gefahr droht, die es abzuwenden gilt.

In der Regel können unsere Sinne nicht pur, also nicht ohne mentale Konsequenzen wahrnehmen, denn es ist Aufgabe der Ratio, uns vor Schaden zu bewahren und unser Überleben zu sichern. Deswegen ist es auch derart schwer bis unmöglich, sich von negativen Erlebnissen und emotionalen Verletzungen zu befreien. Es ist immer wieder wichtig, sich mit Hilfe der feinstofflichen Energie des Stirn-Chakras bewusst zu machen, dass jede Emotion, so erfreulich oder schmerzlich sie auch sein mag, als feinstoffliche Energie anzusehen ist, die den Erfahrungsschatz der Akasha-Chronik anreichert und das Universum mit seinen ewigen Transformationsprozessen lebendig erhält. Das Stirn-Chakra ist der Ort des neuen multidimensionalen Denkens.

In diesem sechsten Chakra geht es um echte, unvoreingenommene Wahrnehmung und die Erkenntnis, die daraus erwächst. *Ajna,* der Sanskritname des Stirn-Chakras, bedeutet »umfassende Erkenntnis« oder »umfassendes Wissen«, das nichts mit empirischem Wissen oder gar Bildungswissen zu tun hat.

Mit Hilfe eines harmonisch und einwandfrei arbeitenden Stirn-Chakras, das optimal mit Energie versorgt ist, wird das erlernte Wissen quasi neu geordnet und man vermag sich von allen Illusionen zu lösen, die nicht der kosmischen Realität entsprechen. Das Stirn-Chakra ist das Energiezentrum für die Erlangung von wahrhaftigem Wissen (*jnana*), denn in Ajna liegt der Zugang zum göttlichen Wissen.

Die edle Empfindsamkeit des Stirn-Chakras ist leicht spürbar, wenn man einen Finger mit angemessenem Druck vom Nasenrücken langsam nach oben in Richtung Stirn führt. Zwischen den Augenbrauen oder etwas höher spürt man eine empfindliche Stelle, fast eine Einwölbung in der Stirn, die den Übergang vom trichterförmigen Stirn-Chakra zum grobstofflichen Körper markiert. Am Hinterkopf liegt Ajna an der Basis des Schädels oberhalb des ersten Halswirbels.

Die spirituelle Kraft des Stirn-Chakras

Wie das Hals-Chakra ist auch das Stirn-Chakra mit Vijnanamaya Kosha (Hülle der Weisheit) verbunden, der feinstofflichen Körperhülle, die in allen Zyklen der Existenz aus Erkenntnis, Einsicht und Unterscheidungsfähigkeit geformt wird. Diese Hülle wird mit zunehmendem spirituellem, also nicht rationalem, sondern intuitivem Verständnis größer und kann über das Stirn-Chakra angezapft werden.

Die spirituellen Themen des Stirn-Chakras in Stichpunkten

- Erkenntnisfähigkeit
- Selbsterkenntnis
- Weisheit
- Glaube
- Hellsichtigkeit oder Hellfühligkeit

Die spirituelle Kraft des Stirn-Chakras besteht in wachsender Erkenntnisfähigkeit, die nicht auf Logik, sondern auf dem meditativen Erfahren von kosmischem Wissen und schöpferisch göttlichen Zusammenhängen basiert. Im Gegensatz zu den durchaus handfesten, für das irdische Dasein essenziellen Belangen, um die es in den unteren Chakras – Wurzel-Chakra, Sakral-Chakra und Solarplexus-Chakra – geht, wird es bei den höher gelegenen Chakras – Herz-Chakra, Hals-Chakra und Stirn-Chakra – zunehmend filigraner und feinstofflicher. Ihr Stirn-Chakra mit Energie anzureichern, kann Ihnen helfen, eine Brücke zwischen der irdischen Realität und schöpferischen Qualitäten und Weisheiten zu schlagen.

Auch wenn das Stirn-Chakra die Sinne und das Nervensystem mit feinenergetischer Nahrung versorgt, liegt das Potenzial von Ajna vor allem in seiner Magie und Weitsicht. Vielleicht hatten Sie auch schon Vorahnungen, die weit über das übliche Bauchgefühl hinausgingen. Vielleicht haben Sie ab und an nächtliche Träume, die sich durchaus als Visionen bezeichnen lassen und sogar Realität werden, manchmal gleich, manchmal erst Wochen oder Jahre später. All dies sind feinstoffliche Informationen, die das Stirn-Chakra verarbeitet und Ihnen, so Sie sich dieser multidimensionalen Zusammenhänge bewusst werden, zur Verfügung stellt. Sie können die Kraft des dritten Auges auch einsetzen, um Visionen zu entwickeln und Realität werden zu lassen. Das Stirn-Chakra bietet Ihnen viele Möglichkeiten, Ihr Leben zu verändern, während Sie es mit immer mehr feinstofflicher Energie anreichern.

Ajna gibt Ihnen die Möglichkeit, nach innen zu schauen und zu erkennen, wer Sie wirklich sind, woher Sie kommen und wohin Ihre Seele zu gehen vermag. Das dritte Auge ist ein machtvolles Chakra, das im Grunde genommen unterfordert ist oder mit alltäglichem Kleinkram zugeschüttet wird. Sie können Ihr Stirn-Chakra durch regelmäßige Gebetsrituale, Kontemplationen und Meditationen ausbilden und verfeinern. Die Fähigkeit zur übersinnlichen Wahrnehmung ist in jedem Menschen vorhanden, geht aber durch eine allzu rationale Erziehung nach dem Motto »Nur was beweisbar ist, ist existent« nach und nach verloren und ist, wenn wir erwachsen werden, meist gänzlich verkümmert. Um die spirituelle Macht von *Ajna* zu aktivieren oder wiederzubeleben, ist die folgende Klangübung hilfreich. Sie öffnet und entlastet Ihr Stirn-Chakra.

Übung: **Stirnklang**

- Wenn Sie ein naturreines ätherisches Öl (Grapefruit, Douglasie, Sandelholz oder Weihwasser) zu Hause haben, streichen Sie einen Tropfen davon auf Ihr Stirn-Chakra.
- Setzen Sie sich aufrecht in Meditationsposition oder legen Sie sich in Rückenlage auf einen weichen, warmen Boden.

- Verharren Sie einige Zeit, in Beobachtung Ihres Körpers und Ihrer Atmung, bis sich körperliche Entspannung einstellt und Ruhe in Ihrem Inneren ausbreitet.
- Konzentrieren Sie sich auf Ihr Stirn-Chakra und richten Sie Ihren Blick mit geschlossenen Augen nach oben in Richtung Stirnmitte.
- Erspüren Sie, welche Schwingung, welcher helle, klare Klang im Inneren Ihres Kopfes entstehen möchte.
- Atmen Sie die Weite und Klarheit des Weltalls ein und formen Sie den Vokal I mit Ihren Lippen.
- Lassen Sie mit jedem Ausatmen einen hellen Ton auf I nach außen fließen – pur und gläsern.
- Wiederholen Sie diese Klangübung einige Male, bis Sie den Klang Ihres Stirn-Chakras gefunden haben.
- Stellen Sie sich vor, wie Ihr Kopf mit jedem Ausatmen leichter und heller wird.
- Fühlen Sie sich mit der Herrlichkeit der Schöpfung verbunden und bitten Sie um Weisheit und Weitsicht.
- Spüren Sie, was es zu spüren gibt.

Diese Klangübung ist sehr hilfreich, um sich von jeglichem Gedankenballast zu befreien und den Geist zu läutern. Das Gefäß (in diesem Fall der Kopf), muss leer werden, bevor neue, intuitive und spirituelle Erkenntnisse einfließen können, um sich mit Hilfe des Stirn-Chakras im Geist und im Körper Ihres jetzigen Daseins zu manifestieren.

Die psychologische Bedeutung des Stirn-Chakras

Das dritte Auge ist das Tor zu unserem Unterbewusstsein. Viele Therapieformen bemühen sich, das dort Abgespeicherte freizulegen und ins Bewusstsein zu holen. Viele charakterliche Eigenschaften wie Kompromisslosigkeit, Machthunger, Engstirnigkeit oder Dickköpfigkeit liegen im Unterbewusstsein verborgen, um tiefe Ängste zu verbergen: die Angst, etwas oder jemanden zu verlieren; die Angst, nicht anerkannt, nicht gelobt oder nicht geliebt zu werden; die Angst, nicht stark genug für diese Welt zu sein. Das Stirn-Chakra ist der Schlüssel zu diesen verborgen Themen.

Die psychologischen Themen des Stirn-Chakras in Stichpunkten

- Unterbewusstes
- Selbstreflexion
- Balance zwischen Ratio und Emotion
- Erkennen von Verhaltensmustern

Die psychologische Bedeutung des Stirn-Chakras liegt in der Stärkung der Selbstreflexion, unserer Bereitschaft, uns mit unseren verborgenen Ängsten auseinanderzusetzen und Licht ins Dunkel zu bringen. Das dritte Auge wird genutzt, um nach innen zu schauen und feinstoffliches Licht in die dunklen Ecken des Gemüts zu lenken, wie es in Gesprächstherapien gemacht wird.

Indem Sie nach innen schauen, können Sie herausfinden, wer Sie wirklich sind. Sich innerlich leer und erwartungsfrei zu machen, sind allerdings die Voraussetzungen, um die Identität der Seele zu finden, anderenfalls werden Sie immer suchend und nie zufrieden sein. Es gibt Menschen (sicher fallen Ihnen auch einige ein), die immer rastlos, haltlos und nervös sind, ständig auf dem Sprung und auf der Suche; Menschen, die immer alles anzweifeln und die sehr rational und egoistisch sind; Menschen, die sich ständig in den Mittelpunkt stellen und über das Leben anderer bestimmen wollen. Das sind Menschen, deren drittes Auge geschlossen ist. Solche Menschen schauen zwar ständig auf sich selbst, erkennen sich aber gar nicht wirklich, denn das würde ein gewisses Maß an Selbstkritik erfordern. Sie schauen nicht auf andere und auch nicht zum Himmel, um das göttliche Licht zu entdecken.

Durch Stärkung des Stirn-Chakras werden alte, unbewusste Verhaltensweisen aufgebrochen. Ratio und Ego werden minimiert. Mit dem Öffnen und Aktivieren des Stirn-Chakras wird es möglich, spirituelle Wahrheiten und Zusammenhänge zu erkennen, ohne dass man stichhaltige Beweise dafür bräuchte. Wie schnell waren Sie vorher bereit, etwas Übersinnliches, das Ihnen widerfahren ist (beispielsweise der Anruf einer Freundin, an die Sie just in diesem Moment gedacht haben, oder die fast zauberhafte Erfüllung eines Wunsches, die scheinbar nicht in Ihrer Macht lag) als Zufall abzutun? Ein klares, blockadefreies *Ajna* zweifelt weder an Gedankenübertragung noch an der kreativen Macht, die einen innigen Wunsch wahr werden lässt.

Ein aktives Stirn-Chakra schenkt Ihnen Vertrauen hinsichtlich Ihrer persönlichen Visionen und in Bezug auf das allumfassende Wissen der Seele. Ein intensiv pulsierendes Stirn-Chakra kann Ihnen mental zu viel Stärke und Gestaltungskraft verhelfen, weil Sie damit herausfinden, was Sie sich wirklich für Ihr Leben wünschen, was Sie glücklich macht und Ihre Seele zufrieden und wonnetrunken. Der Weg der Erleuchtung führt über die feinstoffliche Anreicherung des Stirn-Chakras. Mit zunehmender Bewusstheit und Meditationspraxis werden Sie spüren und erfahren, dass Sie – befreit von beengter und »falscher« Sinneswahrnehmung – zu Gelassenheit und Weisheit gelangen, die Ihnen das Verständnis für das große Ganze und den Zugang zur schöpferischen Kraft schenken. Wer Erleuchtung anstrebt und tägliche Bewusstheitsarbeit durch Selbstbeobachtung praktiziert, verliert alle Ängste, ob psychischer oder materieller Natur. Damit schwindet auch die Angst vor dem körperlichen Tod und wird schließlich nichtig. Die Kraft der Gedanken und die Kraft des Stirn-Chakras liegen eng beieinander. Es ist also hilfreich, das dritte Auge mit dem folgenden Saatgedanken zu reinigen, damit die Erkenntnis fließen kann.

Übung: **»Ich bin Leere«**

- Atmen Sie. Spüren Sie Ihre Atmung und Ihren Körper ganz bewusst.
- Konzentrieren Sie sich auf Ihren Kopf und stellen Sie sich mit jedem Ausatmen vor, wie Ihre Gedanken als graues, trübes Wasser aus Ihrer Nase fließen und zur Erde tropfen.
- Die Erde nimmt alle Ihre Gedanken auf und verteilt das graue, trübe Wasser dort, wo es gebraucht wird.
- Atmen Sie so lange bewusst ein und aus, bis Ihre Gedanken zur Ruhe gekommen und ausgeatmet sind.
- Spüren Sie zunehmende Leere und Leichtigkeit in Ihrem Kopf. Stellen Sie sich einen leeren Raum vor, der Ihren gesamten Kopf einnimmt.
- Verstärken Sie diese Leichtigkeit in Ihrem Kopf mit dem lautlosen Satz »Ich bin Leere!«
- Wiederholen Sie diesen Saatgedanken immer und immer wieder.
- Anschließend konzentrieren Sie sich auf Ihr Stirn-Chakra.
- Lassen Sie feinstoffliche Energie in Form eines frischen, angenehmen Windes in Ihren Kopf fließen.
- Spüren Sie den kosmischen Äther, die Weite des Universums und den Wind der Galaxien in Ihrem Kopf.

- Verweilen Sie in der Leere, so lange Sie möchten, und beobachten Sie sich dabei. Bleiben Sie neutral und erhaben.
- Spüren Sie, was es zu spüren gibt.

Diese Übung hilft Ihnen, Ihre übersinnliche Wahrnehmung zu stärken, indem Sie von irdischen Denkstrukturen ablassen. Sie lernen, leer und zum neutralen Beobachter Ihrer selbst zu werden. Das ist kein einfaches Unterfangen, aber mit der Zeit und viel Übung gelingt es immer besser. »Ich bin Leere.« Dieser Saatgedanke ist auch hilfreich, wenn Sie das Gefühl haben, von den zahlreichen Anforderungen Ihres Alltags regelrecht überflutet zu werden. Nachdem man die Leere gefühlt und visualisiert hat, kann man seine Gedanken neu ordnen und seine täglichen Aufgaben neu strukturiert erledigen.

Der physiologische Einfluss des Stirn-Chakras

Auf der physiologischen Ebene ist das Stirn-Chakra für die Sinnesorgane Augen, Nase, Mund und Ohren zuständig, aber auch für alle Nervenbahnen, welche die Haut zu einem tastenden Sinnesorgan machen. Außerdem versorgt das Stirn-Chakra den gesamten Kopfbereich und das Gehirn mit feinstofflicher Energie und gibt Reaktionsbefehle an den Bewegungsapparat weiter, etwa: »Tasse zum Mund führen. Tee kosten und trinken.« Das Stirn-Chakra ist also für Sinnesorgane und Wahrnehmung ebenso zuständig wie für die Verarbeitung von Sinnesreizen. Aber was passiert, wenn die Sinne in Zeiten der Reizüberflutung völlig überfordert sind?

Die physiologischen Themen des Stirn-Chakras in Stichpunkten

- Hörsinn, Geschmackssinn, Geruchssinn, Sehsinn und Tastsinn
- Sinnesreizverarbeitung
- Reaktionsanforderung

Zur Steigerung der Vitalität im Alltag ist es hilfreich, das Stirn-Chakra regelmäßig zu harmonisieren und zu stärken. Das Gehirn muss Tag für Tag enorm viele Sinneseindrücke verarbeiten und gleichzeitig die entsprechenden Handlungen ausführen: auf einen flackernden Computerbildschirm schauen, die Tastatur bedienen, Musik im Hintergrund hören, Kaffee schmecken oder Essensgeruch wahrnehmen, vielleicht auch noch am Telefon mit jemandem sprechen, während der Chef oder die Kollegen schnell mal eben noch eine Frage stellen. Dienst- und Privathandy liegen permanent (vielleicht sogar nachts) bereit für den Fall, dass man dringend gebraucht wird oder dringend gebraucht werden möchte. Das Gehirn hat kaum die Möglichkeit, zur Ruhe zu kommen und die Sinnesorgane abzuschalten.

Wen wundert es, dass unter solchen Lebensumständen Kopfschmerzen, Migräne oder Überlastungssymptome wie Tinnitus an der Tagesordnung sind, dass schon Kinder unter Konzentrationsmangel leiden und dass Fehlsichtigkeiten rapide zunehmen, weshalb immer mehr Brillen verordnet werden. Erschreckend ist auch das weltweit vermehrte Auftreten von Gehirntumoren, seit Mobiltelefone flächendeckend eingesetzt werden (wie Statistiken der WHO belegen). All dies sind Symptome eines überforderten Stirn-Chakras, das sozusagen übersensibilisiert auf die Sinnesflut reagiert. *Ajna* sehnt sich nach Struktur und braucht innere Ordnung und Ruhe, um spirituelle Weitsicht entwickeln zu können. Die ununterbrochene Nutzung des Nervensystems lässt dem Stirn-Chakra nicht genügend Zeit, sich zu strukturieren und zu ordnen, sodass nur noch in sehr geringem Maße ein feinenergetischer Austausch stattfindet. Dies führt zu einer Überlastung des ohnehin stark exponierten Kopfbereichs – bis zum Ausbrennen oder Umfallen.

Da aufgrund der Reizüberflutung kaum Zeit bleibt, einen Gedanken zu Ende zu denken, kommt es in der Folge zu bedrückenden Träumen sowie zu unruhigem, ungesundem Schlaf. In der eigentlichen Regenerationsphase, nämlich im Laufe der Nacht, müssen die Sinneseindrücke des Tages verarbeitet werden. Wahrnehmung, die Umsetzung des Wahrgenommenen und die daraus resultierende Mehrung von Weisheit sind die Themen des Stirn-Chakras. Wenn der Kopf allerdings bis zum Überlaufen voll ist, bleibt kein Raum für Zuversicht, Optimismus und Spiritualität, und die höhere, kosmische Weisheit kann nicht erfahren werden.

Bei Sinnesüberreizung ist es sinnvoll, das Stirn-Chakra gegen äußere Einflüsse zu schützen. Viele Inder (Männer wie Frauen) tragen einen farbigen Punkt oder Bindi (von Sanskrit *bindu* = »Punkt«) auf der Stirn, der keineswegs nur modischer Schnick-Schnack ist, wie viele Kenner der Bollywood-Szene meinen. Es geht vielmehr unter anderem darum, das Stirn-Chakra vor Reizüberflutung zu schützen. Wenn auch Sie Ihr Stirn-Chakra schützen möchten, bevor Sie aus dem Haus gehen, können Sie einen Tropfen ätherisches Öl mit warmer, erdiger Duftnote wie Sandelholz, Agarholz oder Lavendel zwischen den Augenbrauen auftragen. Eine aus der christlichen Kultur kommende Variante wäre, das Stirn-Chakra mit einem kleinen Kreuz zu besiegeln, das mit dem Daumen unsichtbar aufgetragen wird. Um das Stirn-Chakra bei nachlassender Konzentration zu aktivieren oder für meditative Rituale zu öffnen, sind anregende ätherische Öle wie Grapefruit, Bergamotte, Limette oder Orange hilfreich. Aufkommende

Kopfschmerzen oder Müdigkeit kann man wirkungsvoll mit etwas Pfefferminz- oder Eukalyptus-citriodora-Öl bekämpfen.

Zur Entlastung Ihres Stirn-Chakras kann ein abendliches Ritual beitragen, das die Sinnesüberflutung stoppt, den Kopf leer macht und die Gedanken strukturiert. Danach kann sich ein erholsamer, regenerierender Schlaf einstellen, der vielen Krankheiten vorbeugt. Fördern Sie die lang anhaltende Vitalität Ihres Körpers mit der folgenden Übung.

Übung: **Die Farbe Violett**

- Vor dem Schlafengehen bereiten Sie sich an Ihrem Meditationsplatz oder aufrecht im Bett sitzend auf Ihr Abendritual vor.
- Spüren Sie Ihre Atmung, spüren Sie Ihren Körper, nehmen Sie Ihre Gedanken wahr und lassen Sie den Tag vor Ihrem inneren Auge Revue passieren.
- Lassen Sie mit jedem Ausatmen die Ereignisse des Tages los.
- Lösen Sie die Anspannung in den Stirnmuskeln. Spüren Sie Ihre Augenbrauen und fühlen Sie die schützende Wärme Ihrer locker geschlossenen Augenlider.
- Sobald die Anspannung der Muskeln nachlässt und Ihr Geist ruhiger wird, umhüllen Sie sich in Ihrer Vorstellung mit tief violettem Licht und violetter Energie.
- Das violette Licht fließt Ihnen aus den Tiefen des Universums zu.
- Das Licht bildet einen schützenden Mantel um Sie und streichelt Ihre Haut.
- Das violette Licht nährt Ihr Stirn-Chakra und fließt in Ihren Kopf, bis dieser ganz und gar von tiefviolettem Licht erfüllt ist.
- Atmen Sie so viel violettes Licht ein, wie Sie brauchen, um heute Nacht erholsame Ruhe zu finden.
- Sprechen Sie ein Dankgebet und verweilen Sie in diesem inneren Bild, solange Sie möchten.

- In diesem entspannten und meditativen Zustand legen Sie sich ins Bett und gleiten in einen sanften Schlaf.
- Spüren Sie, was es zu spüren gibt, wenn Sie am nächsten Morgen aufwachen. Verbringen Sie den folgenden Tag in Achtsamkeit und spiritueller Tiefe.

Violett ist eine metaphysische Farbe und das Stirn-Chakra spielt eine metaphysische Rolle im Körper-Chakra-System. Violett symbolisiert auch geheimes alchemistisches Wissen und Magie, deren Kräfte Sie mit Hilfe der soeben beschriebenen Meditationsübung ebenso wecken und fördern können wie Ihre Weitsicht und spirituelle Weisheit. Ein energiereiches Ajna entlastet Sie von alltäglichen Belangen und öffnet Ihren Geist für höheres Wissen und weises Erwachen.

Die Kraft der Weisheit

Der Lebensabschnitt zwischen dem 35. und dem 42. Geburtstag eines Menschen ist von der Entwicklung und den Wahrnehmungen des dritten Auges geprägt. Im irdischen Lebenslauf festigen sich persönliche Bindungen. Familien werden gegründet, berufliche Ziele verwirklicht. Das Erfahrungswissen nimmt zu. In den sieben Jahren dieses Stirn-Chakra-Zyklus' ist der Mensch verstärkt mit gedanklichen Konzepten befasst.

Die Überzeugungen und Meinungen eines Vierzigjährigen werden ernster genommen als die eines Menschen um die Zwanzig. Die Kraft des Stirn-Chakras macht Menschen weiser.

Bei Menschen, die regelmäßig Rituale der Einkehr und Meditation praktizieren, erhöht sich die gesamte Schwingung des Körpers und alle Chakras werden zunehmend mit feinstofflicher Energie angereichert. Die Kraft der Weisheit ist das Geschenk des Stirn-Chakras.

11 Kronen-Chakra – Selbstverwirklichung und Lebenswonne

Das Kronen-Chakra befindet sich über dem höchsten Punkt des aufgerichteten Körpers und versinnbildlicht den höchsten feinstofflichen Punkt des Körper-Geist-Seele-Systems. In der Chakra-Lehre spielt das Kronen-Chakra (auch Scheitel-Chakra genannt) eine übergeordnete, erhabene Rolle. Es stellt die Verbindung zwischen dem Menschen und dem Göttlichen her. In so gut wie allen Kulturen der Welt schenkte und schenkt man der erhabenen Energie im Kopfbereich besondere Aufmerksamkeit, indem man Führungspersönlichkeiten mit einer Krone oder einem anderen auffälligen Kopfschmuck auszeichnet um ihrer Würde und Weisheit äußeren Ausdruck zu verleihen. Indianischer Federschmuck, die konischen Kopfbedeckungen der Pharaonen, die mit Juwelen geschmückten Turbane orientalischer Herrscher, die goldenen Kronen und Diamantdiademe europäischer Könige und Königinnen, Bischofsmützen und Papstkronen – alle diese Kopfbedeckungen sind Erweiterungen des Kronen-Chakras und symbolisieren, dass der Träger selbst gottgleich ist oder zumindest eine enge Verbindung zu Gott hat.

Sahasrara ist der Sanskritname des Kronen-Chakras. *Sahasra* bedeutet »tausendfach« und bezieht sich auf den tausendblättrigen Lotus, als der dieses Chakra oft dargestellt wird. *Sahasrara* repräsentiert die Krone der Spiritualität. Das Kronen-Chakra, der tausendblättrige Lotus, wird bei frühen

Buddha-Statuen oft auch als Haarknoten dargestellt. Buddha (»der Erwachte«) erlebte das, was alle Menschen, die nach Erleuchtung streben, gern erleben würden: die vollkommene Öffnung des Kronen-Chakras. Buddhas Haarknoten ist also eigentlich die Darstellung tausender von Nadis (Energiebahnen), die sich im Moment der Erleuchtung zum Himmel hin öffnen und das innere Licht mit dem Licht aus der Urquelle der Schöpfung vereinen.

Anandamaya Kosha ist die feinstoffliche Hülle, die mit dem Kronen-Chakra in Verbindung steht. Sie umkleidet den Körper weiträumig und ist von so hoher Frequenz, dass sie an die höchste Schwingung der göttlichen Urquelle heranreicht. Um sich das vorstellen zu können, ist eine höchst multidimensionale Denkweise Voraussetzung. Anandamaya ist das verbindende Element zwischen dem grobstofflichem Körper, dem Kronen-Chakra und der Schöpfung.

Die spirituelle Kraft des Kronen-Chakras

Im Kronen-Chakra geht nicht mehr nur um einzelne spirituelle Themen, denn dieses Chakra ist die reine Spiritualität, die pure Feinstofflichkeit und birgt ungeahnte, brachliegende und oft unterschätzte Kräfte in sich, die nur schwer zu beschreiben sind.

Man spricht immer so leichthin von Erleuchtung, liest davon, hört von Menschen, die sich erleuchtet nennen, und kann die eigentliche Bedeutung des Wortes Erleuchtung dennoch kaum erfassen. Wie auch, wenn man es selbst noch nicht erlebt hat? Die wenigsten Menschen in Vergangenheit, Gegenwart und Zukunft haben den Zustand der Erleuchtung erfahren oder werden diesen Zustand, in dem sich das Kronen-Chakra plötzlich öffnet und göttliche Gnade den gesamten Körper durchströmt, jemals erfahren. Man kann sich diesem

Ziel des Erwachens jedoch Stufe um Stufe annähern und dies als seine Lebensaufgabe ansehen. Ein spiritueller Lebenswandel ist bereits ein erleuchtetes Sein, denn bewusste Selbstreflexion, multidimensionales Denken und bewusstes Handeln gehören dazu. Damit wird unsere Vorstellung von *Samadhi* (Erleuchtung) konkreter und alltagstauglicher.

Sicher gab es in Ihrem Leben auch schon Momente und Situationen, in denen Ihnen plötzlich große Zusammenhänge klar geworden sind. Auf einmal haben Sie etwas erkannt, was den Sinn Ihres Lebens betraf. Vielleicht sind Sie jahrzehntelang immer wieder mit den gleichen Lebensaufgaben konfrontiert worden. Sie sind beispielsweise immer wieder an den scheinbar falschen Partner geraten, haben sich immer wieder denselben Fuß verstaucht, haben immer wieder die gleichen Diskussionen mit Ihren Eltern geführt oder häufig eine tiefe Traurigkeit empfunden.

Bei diesen Konfrontationen und Begebenheiten handelt es sich um Lebensaufgaben. Früher oder später führen sie dazu, dass man komplexe Zusammenhänge des persönlichen Seins versteht, meist durch eine plötzliche Erkenntnis. Diese Momente der Erkenntnis sind kleine Erleuchtungserlebnisse. Es sind Momente, in denen sich das Kronen-Chakra kurzzeitig mit dem höheren Wissen der Schöpfung verbindet, Zugang zur Akasha-Chronik hat und damit Einsicht in die größeren Zusammenhänge ermöglicht.

Die spirituelle Kraft des Kronen-Chakras besteht darin, diese Momente der Erkenntnis in einen dauerhaften Zustand zu verwandeln, der Erleuchtung, Samadhi, Ananda oder Lebenswonne genannt wird. Es ist der Zustand, in dem alles klar und rein ist und von keiner irdischen Sinneswahrnehmung mehr getrübt wird. In solchen Augenblicken sind Sie vollkommen wach und empfinden wahre Lebensfreude, die nicht auf Körperlichkeit oder Grobstofflichkeit beruht.

Kleine Erleuchtungserlebnisse summieren sich über die Jahrzehnte des Erdenlebens und bringen jeden Menschen, der gewillt ist, in Bewusstheit zu leben, dem Ziel der Erleuchtung näher. Viele Menschen sind inzwischen intensiv auf der Suche nach diesen Erfahrungen und möchten sie vielleicht durch Retreats in Ashrams oder Klöstern erzwingen. Tägliche Meditation ist jedoch der gangbare, zeitgemäße und gesunde Weg, etwas für die eigene Bewusstheitsentwicklung zu tun und das Kronen-Chakra zu stärken.

Früher oder später, in diesem oder in einem der nächsten Leben wird jedem von uns Erleuchtung zuteil, wenn wir uns danach sehnen. Mit Hilfe der folgenden Klangübung können Sie sich die Schwingung Ihres Kronen-Chakras bewusst machen und sie unter günstigen Umständen auch aktivieren. In jedem Fall gibt Ihnen diese Meditation Kraft, innere Stärke und göttliches Licht, denn sie trägt dazu bei, die Dualität des Denkens und des Seins aufzuheben. Das Kronen-Chakra strebt nach Vereinigung mit der Schöpfung.

Zum besseren Verständnis des Mantras OM verhilft das folgende Zitat aus der *Chandyoga Upanishad*:

Die Essenz aller Wesen ist die Erde.
Die Essenz der Erde ist Wasser.
Die Essenz des Wassers ist die Pflanze.
Die Essenz der Pflanze ist der Mensch.
Die Essenz des Menschen ist die Sprache.
Die Essenz der Sprache ist das Heilige Wissen,
die Essenz des Heiligen Wissen ist Wortlaut und Klang,
Die Essenz von Wortlaut und Klang ist OM.

Übung: **Kronenklang**

- Sofern es Ihnen möglich ist, lassen Sie vor der Meditation klares Wasser über Ihren ganzen Körper laufen vom Kopf bis zu den Füßen, um den feinstofflichen Energiestaub des Tages oder der Nacht abzuwaschen.
- Setzen Sie sich aufrecht in individueller Meditationshaltung auf Ihr Meditationskissen.
- Machen Sie sich das Gewicht Ihres Körpers bewusst und spüren Sie, dass dieses Gewicht von der Erde getragen wird.
- Konzentrieren Sie Ihre Gedanken auf den Fluss des Atems.
- Mit jedem Ausatmen lösen Sie die Anspannung in Ihren Muskeln und stellen sich vor, dass Sie mehr und mehr Gewicht abgeben und in die Erde fließen lassen.
- Stellen Sie sich vor, wie Ihre Beine und Ihr Becken zur Erde sinken.
- Lassen Sie den Rumpf zur Erde sinken.
- Lösen Sie die Anspannung in Ihren Armen und Schultern und geben Sie auch das Gewicht Ihres Nackens an die Erde ab.
- Versuchen Sie, ohne körperliche Anstrengung oder Muskelanspannung zu sitzen, also ganz locker.
- Lassen Sie Ihren Körper weich werden und schmelzen wie Wachs in der Sonne.
- Stellen Sie sich vor, wie Sie vom warmen Sonnenlicht umhüllt und umarmt werden.
- Spüren Sie Ihr Kronen-Chakra und visualisieren Sie, wie das Sonnenlicht über Ihren Scheitel in Ihr Innerstes strömt.
- Lassen Sie Ihren Körper, Ihre Chakras und Ihre feinstofflichen Körperhüllen von diesem Licht durchfluten.
- Spüren Sie sich als Zentrum des Lichts in Ihrem Innern wie im Außen.
- Erspüren Sie, welcher Klang, welche Schwingung aus dem Zentrum dieser Lichtflut entstehen möchte.

- Atmen Sie reines, göttliches Licht ein. Atmen Sie das OM, die Schwingung des Universums ein.
- Atmen Sie das OM sanft aus und lassen Sie dieses Mantra aus Ihrem Zentrum nach außen fließen, bis Ihr gesamter Körper vibriert.
- Wie aus fernen Welten spüren Sie Ihre innere Schwingung, die sich in einem langen, sonoren O und einem final vibrierenden M zum Ausdruck bringt.
- Nehmen Sie wahr, wie Ihr Klang und der Klang des Universums zu einer Einheit verschmelzen.
- Tönen Sie das OM einmal, zweimal, drei, zwanzig oder einhundert Mal, während Sie reines Licht und göttliche Liebe sind.
- Empfangen Sie, danken Sie und spüren Sie, was es zu spüren gibt.

OM ist lautverwandt mit dem Gebetswort **Amen** *und nach der Chakra-Lehre diejenige Schwingung, welche die Ewigkeit der Schöpfung in sich trägt und das Göttliche auf Erden repräsentiert. Die Person, die diesen Urklang in ihrem Inneren entstehen lassen kann, wird vollkommen geheilt und wonnig erleuchtet. Weiß ist das Licht der Schöpfung, das den Körper des Menschen wieder ganz, rein und göttlich werden lässt.*

Die psychologische Bedeutung des Kronen-Chakras

Die feinstoffliche Energieschwingung ist oberhalb des Kopfes am höchsten, sofern die sechs darunter liegenden Chakras keine Störungen oder Blockaden aufweisen und in Harmonie sind. Prana strömt vom Wurzel-Chakra über das Sakral- und Solarplexus-Chakra sowie das Herz-, Hals- und Stirn-Chakra durch den ganzen Körper. Der feinstoffliche Energiefluss intensiviert sich mit der Loslösung von alltäglichen Belangen und der irdischer Sinneswahrnehmung. Und darin zeigt sich die psychologische Bedeutung des Kronen-Chakras, denn es geht hier »nur noch« um Unabhängigkeit und Selbstverwirklichung.

Auch das Kronen-Chakra pulsiert immer in einem Maße, das den jeweiligen Lebensumständen entspricht. So man auf die eigene innere Stimme hört, geht es in allen Altersstufen und Lebenssituationen darum, sich selbst wahrhaft kennenzulernen und zu finden, um schließlich sein innerstes Selbst zu verwirklichen. Kinder und Jugendliche sorgen in der Regel instinktiv dafür, dass es ihnen gut geht. Sie verwirklichen sich selbst. Erwachsene hingegen kommen immer wieder ins Wanken und zweifeln oder verzweifeln an sich selbst. Vermutlich stellen auch Sie sich immer wieder Fragen wie diese: »Was tue ich hier eigentlich?«, »Wer bin ich?« und »Was ist mein wirkliches Selbst?« Chakra-Arbeit und Meditationspraxis geben hier Aufschluss, denn diese Fragen können nicht mit Logik, Realitätssinn oder grobstofflicher Wahrnehmung beantwortet werden. Die Antworten liegen in der Feinstofflichkeit der Schöpfung. Die Aktivierung und Öffnung von *Sahasrara* machen es Ihnen möglich, die oben gestellten Fragen auf höchster Ebene zu beantworten und kosmische Wahrheiten zu erfahren.

Wenn Sie sich selbst verwirklichen wollen, genügt es nicht, sich einen neuen Arbeitsbereich zu suchen, zu malen, um sich kreativ zu betätigen, oder zu reisen, um den eigenen Horizont zu erweitern. All das sind Veränderungen, die zwar hilfreich sein mögen, aber dennoch im irdischen Leben verhaftet bleiben. Die psychologische Bedeutung des Kronen-Chakras besteht darin, sich von all diesen Bindungen zu lösen und das feinstoffliche Prinzip der göttlichen Schöpfung aus Werden, Sein und Vergehen zu erkennen, zu integrieren und zu leben – im täglichen Leben wie in allen Handlungen und inneren Überzeugungen. Das Kronen-Chakra hilft nicht nur beim multidimensionalen Denken, sondern auch bei der Verwirklichung des multidimensionalen Seins.

Alle Belange des persönlichen Lebens, sämtliche Bewusstheitsprozesse und Veränderungen der Lebensumstände leiten sich aus der Anerkennung dieser universellen Macht ab und verleihen Ihnen und jedem, der Selbstverwirklichung anstrebt, unermessliche, ja unerschöpfliche Kraft. Mit der folgenden Übung, die Sie im Rahmen eines meditativen Rituals initiieren und dann am besten täglich wiederholen sollten, lassen Sie einen Saatgedanken in sich aufgehen wie ein Samenkorn, das auf fruchtbaren Boden fällt. Der Saatgedanke repräsentiert die Feinstofflichkeit, die wiederum reine göttliche Nahrung für Seele, Geist und Körper ist.

Übung: **»Ich bin Licht«**

- Spüren Sie den Fluss Ihres Atems und stellen Sie sich vor, der Atem sei reine feinstoffliche Energie.
- Nehmen Sie sich selbst so wahr, wie Sie sind. Nicht so, wie Sie sein möchten; nicht so, wie andere Sie sehen, sondern so, wie Sie sind, jetzt in diesem Augenblick.
- Versuchen Sie, Ihre Aufmerksamkeit ganz und gar auf das Hier und Jetzt zu konzentrieren und im Augenblick zu verweilen.
- Lassen Sie die Beengtheit Ihrer körperlichen Existenz los.
- Lösen Sie Ihren Körper mit jedem Atemzug mehr und mehr auf.

- Ersetzen Sie Ihre Haut, die Muskeln, die Knochen und Organe durch Licht.
- Lassen Sie jeden Blutstropfen und jede Zelle mit jedem Einatmen zu reinem Licht werden.
- Verstärken Sie diese Vorstellung mit dem lautlosen Satz: »Ich bin Licht!«
- Wiederholen Sie den Satz gedanklich immer und immer wieder, sodass keine anderen Gedanken aufkommen können.
- Verweilen Sie im gegenwärtigen Moment und beim Visualisieren des Lichts, solange Sie möchten und es Ihnen gut tut.
- Spüren Sie, was es zu spüren gibt.

Die Übungen zur Stärkung des Kronen-Chakras sind anspruchvoller und herausfordernder als die zur Stärkung der unteren Chakras. Den eigenen Körper aufzulösen und durch Licht zu ersetzen, scheint anfänglich nicht einfach, aber mit stetem Üben gelingt es zunehmend besser. Sie werden feststellen, dass regelmäßiges Meditieren Sie viel entspannter machen und sogar aussehen lassen kann, weil Sie Ihrem Körper – abgesehen vom nächtlichen Schlaf – zusätzliche Phasen der Regeneration gönnen. Durch das Visualisieren von göttlichem Licht wird Ihr Körper vitaler, jünger und strahlender.

Der physiologische Einfluss des Kronen-Chakras

Die organischen Entsprechungen zum Kronen-Chakra sind die Wirbelsäule und das gesamte Nervensystem samt Großhirn, Mittelhirn und Stammhirn. Außerdem versorgt das Kronen-Chakra das gesamte Rückenmark im Wirbelsäulenkanal sowie tausende Meter von Nervenbahnen mit feinstofflicher Energie. Das Nervensystem durchzieht den gesamten Körper und macht den Menschen reaktions- und handlungsfähig.

Dennoch sagen Weisheitslehrer und Wissenschaftler übereinstimmend, dass wir die Kapazitäten unseres Gehirns zu wenig oder zu einseitig nutzen. Computertomographische Untersuchungen des menschlichen Gehirns zeigen, dass in tiefer Meditation weitaus mehr Hirnareale aktiv sind als beispielsweise bei kniffligen Alltagsaufgaben. Meditation lässt das Gehirn wachsen, da beim Meditieren Synapsen aktiviert und miteinander harmonisiert werden, die zwar für die Wahrnehmung von Feinstofflichkeit und Übersinnlichem vorgesehen sind, aber bisher inaktiv waren. Dies mag einer der Gründe dafür sein, dass so wenige Menschen von selbst, quasi automatisch erleuchtet werden. Die entsprechenden Schaltungen zwischen den Nervenzellen sind nicht miteinander verknüpft. Wir müssen erst wieder lernen, die zusätzlichen Kapazitäten unseres Gehirns verfügbar zu machen. Die Chakra-Lehre vermittelt uns, wie das geht, und die Praxis der Meditation setzt die entsprechenden inneren Kräfte frei.

Einschlägige Studien beweisen inzwischen den positiven und heilenden Einfluss der Meditation bei psychischen und physischen Erkrankungen. Wenn das Kronen-Chakra nämlich blockiert ist, kommt es nicht zu lokal begrenzten, organischen Krankheiten wie Gastritis oder Lungenentzündung, sondern zu systemischen Erkrankungen wie Krebs, Immunschwäche und Allergien oder auch zur Chronifizierung bereits vorhandener Symptome.

Der freie Energiefluss ist aber nicht nur auf der grobstofflich-körperlichen Ebene für die Gesundheit essenziell, sondern auch für die feinstoffliche Durchflutung des Wirbelsäulenkanals und für die Harmonie aller Chakra-Schwingungen.

Sie kennen das vielleicht: Die Rückenmuskeln sind verspannt, Nervenenden eingeklemmt, ein oder mehrere Wirbel haben sich verschoben etc. Diese Symptome sind ein zeitweilig akzeptabler Ausdruck der momentanen körperlichen oder seelischen Belastungen eines Menschen. Mittelfristig sollten solche Beschwerden jedoch durch gezielte Bewegung, Entlastung und Yoga behoben werden, um langfristige feinenergetische Blockaden aller Chakras und besonders des Kronen-Chakras zu vermeiden.

»Der Träger der Lebenskraft ist die Wirbelsäule«, hat der Yogameister Selvarajan Yesudian gesagt und diese Wahrheit auf die Physis des Körpers und die Feinstofflichkeit des Lebens gleichermaßen bezogen. Die kraftvolle Kundalini, die im Beckenraum darauf wartet, geweckt zu werden und Raum zur Ausbreitung zu bekommen, kann sich nur dann mit der belebenden Kraft aller Chakra-Energien vereinigen, wenn die Wirbelsäule blockadefrei und der Rücken ohne Störfelder ist.

Der physiologische Einfluss des Kronen-Chakras liegt in seiner Aktivierung, die erst intensiver werden kann, nachdem alle anderen Chakras harmonisiert und energetisiert wurden, um einen unablässigen Pranafluss im Körper zu ermöglichen – von unten nach oben, von oben nach unten, von vorn nach hinten und von hinten nach vorn. Die nachstehende Übung hilft Ihnen, den Fluss des Prana in Ihrem Körper anzuregen und bis zum Kronen-Chakra aufsteigen zu lassen, damit der tausendblättrige Lotus erblühen kann.

Übung: Göttliches Licht

➤ Wenn es Ihnen möglich ist, lassen Sie eine Karaffe mit natürlichem Quellwasser eine Nacht lang vom Licht des Vollmondes bescheinen, oder energetisieren Sie Ihr Wasser, indem Sie einen Bergkristall über Nacht in die Karaffe legen.

- Trinken Sie das Wasser in kleinen Schlucken über den Tag verteilt und direkt bevor Sie diese Übung machen.
- Platzieren Sie den Bergkristall vor sich an Ihrem Meditationsplatz oder meditieren Sie im Licht des Vollmondes.
- Schließen Sie die Augen, lassen Sie Ihren Atem tiefer und langsamer werden und spüren Sie Ihren Körper.
- Nehmen Sie Ihren Rücken und Ihre Wirbelsäule wahr.
- Spüren Sie Verspannungen oder Blockaden im Rücken? Dann stellen Sie sich vor, dass sich diese verspannten oder blockierten Bereiche als kleine Spiralen nach rechts drehen.
- Lassen Sie diese Spiralen so lange drehen und wirbeln, bis sich die Störfelder lösen und weicher werden.
- Lassen Sie Ihren gesamten Körper zu einer rechtsdrehenden Spirale werden, die sich zum Kronen-Chakra hin verjüngt.
- Die Spirale dreht alles aus Ihnen heraus, was den Durchfluss von Prana behindert. Lösen Sie sich von allem und lassen Sie alles zum Universum hin aus sich herausziehen.
- Sie fühlen sich leichter, wohliger, geborgener.
- Stellen Sie sich weißes, silbriges Licht oder eine entsprechende Flüssigkeit vor – ein Licht von höchster Güte und göttlicher Schwingung.
- Visualisieren Sie vor Ihrem inneren Auge, wie dieses göttliche Licht erst über das Kronen-Chakra und dann über eine linksdrehende Spirale in Ihren Körper hineinfließt.
- Lassen Sie das göttliche Licht so lange in sich hineinfließen, wie es Ihnen heute gut tut, wohl wissend, dass Sie jederzeit wieder neu um diese Segnung bitte dürfen und sie auch erhalten werden.
- Zur Beendigung der Meditation bedanken Sie sich bei der Urquelle des Lichts für diese Segnung.
- Spüren Sie, was es zu spüren gibt.

Rechtsdrehende Bewegung (oder die Vorstellung einer rechtsdrehenden Bewegung) reinigt und entlastet Ihren Körper von Energieanballungen und Emotionen, die nicht mehr zu Ihnen gehören. Linksdrehende Bewegungen dagegen füllen auf und bringen feinstoffliche Energie in die Regionen des Körpers, die erfrischt und geheilt werden sollen. Mondlicht und Edelsteinwasser helfen, die Schwingungen des Universums einzufangen und auf die körperliche Ebene zu transformieren.
Wenn Sie diese Meditation öfter praktizieren, lösen Sie sich nach und nach von allem und werden zu purem, göttlichem Licht.

Die Kraft der Wonne

Ab dem 49. Geburtstag bestehen gute Chancen, das Kronen-Chakra leuchten zu lassen. Der Jahreszyklus von sieben mal sieben Jahren und das Wachstum des sieben Chakras sorgen im Lebensalter um die 50 für eine Zeitqualität, die hervorragend geeignet ist, um sich selbst wahrhaftig wahrzunehmen, das Leben und das Prinzip der Schöpfung und der Feinstofflichkeit zu verstehen und dem Wunsch nachzugehen, den individuellen Lebensstil im Sinne von Bewusstheit, Achtsamkeit und Sanftheit neu auszurichten.

In diesem Lebensabschnitt kommt es tatsächlich oft zu Veränderungen im Lebenswandel und zu einer Neudefinition des Selbst. Jeder Mensch, der aufmerksam und bewusst durch sein Leben geht, wird in den Lebensjahren um die 50 zu den eigenen Wurzeln, Wünschen und Visionen geführt werden. Es ist ein Geschenk des Himmels, sich nochmals neu verwurzeln und zu den ursprünglichen Wünschen der Seele für diese Inkarnation zurückkehren zu dürfen.

Wer zu sich selbst findet, erfühlt und erfährt die wahre Wonne des Lebens. Dies ist eine ideale Ausgangsbasis für einen weiteren Sieben-mal-sieben-Jahreszyklus, der mit den Möglichkeiten der heutigen Medizin durchaus lebbar ist und bis zum 98. Lebensjahr dauert. Spirituelles Erwachen, Lebenswonne und Erleuchtung können uns zu jeder Zeit zuteil werden, wenn wir es uns wünschen.

12 Fuß-Chakras – Schritte und Fortschritt

In vielen alten Kulturen galt und gilt die Waschung der Füße als heiliges Ritual, welches man ganz bewusst für sich selbst oder in vollendeter Ehrerbietung für jemand anderen vollzieht. Die Füße einer Buddhastatue zu berühren oder auch die Füße von Jesus am Kreuz zu streicheln, sind Gesten, die einerseits bewusst machen, dass die Füße eines Menschen besondere und verehrenswürdige Körperteile sind, und dass man andererseits möglicherweise in die Fußstapfen eines Heiligen treten möchte und sich selbst hohe Ziele steckt. Füße tragen göttliche Energie in sich, und wer die Füße eines Erleuchteten berührt, möchte mit dieser Ehrerbietung an der göttlichen Energie partizipieren.

Die Heiligkeit der Füße

Füße sind etwas Heiliges, wie natürlich der gesamte Körper und alle Funktionen des Organismus heilig sind. Genau genommen beginnt ein spiritueller Lebenswandel an den Füßen und endet mit der lichtvollen Durchflutung des Kronen-Chakras, denn die Fußabdrücke, die ein Mensch auf Erden hinterlässt, zeigen einen Wandel an – eine Wendung entweder in Richtung Sanftmut oder in Richtung Unmut. Es sind die Eindrücke, welche die Seele nach dem körperlichen Tod mit sich nimmt und die als individueller Erfahrungsschatz in die Akasha-Chronik eingespeist werden, um vielen anderen Seelen zur Verfügung zu stehen.

Die Fußreflexzonen-Therapie

Die Behandlung der Füße, über die der gesamte Körper stimuliert und vitalisiert werden kann, fand von jeher besondere Beachtung in vielen alten Kulturen. Ägyptische Reliefzeichnungen aus der Zeit um 2300 vor Christus zeigen, wie die Füße während eines Rituals massiert werden. Auch in der altindischen Heilkunst Ayurveda spielt das Massieren der Füße eine wichtige Rolle, denn es soll die Entschlackung des Körpers anregen.

Selbst unter Ärzten, die weniger naturheilkundig sind, gilt die Fußreflexzonen-Therapie als anerkannte, wirkungsvolle Heilmethode bei spezifischen Körpersymptomen. In den 1930er-Jahren entdeckte der amerikanische Arzt Dr. William Fitzgerald den reflektorischen Bezug bestimmter Zonen an den Fußsohlen zu spezifischen Körperregionen. Das Prinzip der Reflexzonen-Behandlung wurde dann von seiner Mitarbeiterin Eunice Ingham weiterentwickelt. Tatsächlich zeigen sich körperliche Blockaden zuerst an den Füßen, bevor sie sich im Körper manifestieren. Fachkundige können über die Füße präventiv ins Körpersystem eingreifen und sich bildende Störfelder auflösen.

Mit wissenschaftlichen Methoden ist an den Fußsohlen natürlich kein Milz-, Herz- oder Leberpunkt nachzuweisen, aber mit dem Wissen um die feinstofflichen Energieströme im Körper und die Chakra-Lehre steht außer Frage, dass Füße und Hände im ganzheitlichen Zusammenspiel des Körpers eine tragende Rolle spielen. »*Die Liebe trägt die Seele wie die*

Füße den Leib tragen«, hat Katharina von Siena einmal treffend formuliert. Die italienische Mystikerin und Papstberaterin aus dem 14. Jahrhundert weist mit diesem Satz auf die feinstoffliche Verbindung zwischen Körper und Seele hin. Ohne die Füße wäre keine Fortbewegung und somit auch kein Vorwärtskommen in der menschlichen Entwicklung möglich gewesen. Die Füße sind die Schrittmacher des Menschen und bestimmen nach wie vor über die Geschwindigkeit seines Fortschritts.

Die Verbindungspunkte zwischen Erde und Mensch

Die Füße sind die grobstofflichen Kontaktpunkte zwischen dem Körper des Menschen und seinem Heimatplaneten Erde. Das Körper-Geist-Seele-System des Menschen wiederum ist das Bindeglied zwischen der Erde und dem Universum. Die Füße und Beine verleihen dem Menschen seinen aufrechten Gang und machen es ihm möglich, den Scheitel und das Kronen-Chakra gen Himmel zu richten. Die Füße sind die Basis des menschlichen Daseins und der Kopf ist der krönende Abschluss der individuellen Erscheinung – grobstofflich wie feinstofflich, denn auch feinenergetisch spielen die Füße eine tragende Rolle für die Versorgung des Körpers mit Prana. Wenn die Aufnahme feinstofflicher Energie bereits an den Fuß-Chakras nicht optimal ist, spiegelt sich dies negativ im gesamten Organismus wider.

Die Fuß-Chakras liegen in der Mitte des Fußes, jeweils am höchsten Punkt des Fußgewölbes und des Fußrückens. Die Inderinnen tragen rote Henna-Farbe an diesen Stellen auf, um die feinstoffliche Energieaufnahme zu verbessern. Der Energiestrom fließt von der Erde über die Fuß-Chakras in die Füße und steigt dann in Richtung Rumpf und Wurzel-Chakra auf. »Mit beiden Füßen fest auf der Erde stehen« ist eine Metapher, die sich auch auf die feinstoffliche Energieaufnahme bezieht. Blockadefreie Fuß-Chakras sind essenziell für die feinstoffliche Arbeit der ersten sechs Chakras entlang der Wirbelsäule. Fußreflexzonen-Behandlungen sind nicht nur herrlich angenehm, sie wirken auch belebend auf die Fuß-Chakras.

Die schmerzenden Füße

Fußschmerzen entstehen, wenn die Zufuhr von Prana unzureichend ist. Meist ist unpassendes Schuhwerk dafür verantwortlich, denn eigentlich sind die Füße für den unbekleideten Einsatz konzipiert, also dafür, stets direkten Kontakt zum Planeten Erde aufzunehmen. Aufgrund der reflektorischen Verbindung zwischen Füßen und Körperorganen können dauerhaft eingezwängte Füße Beschwerden oder gar Krankheitssymptome verursachen. Beispielsweise kann ein Holzsplitter oder eine Warze am Reflexzonenpunkt des Magens in der Fußsohle durchaus der Grund für eine kurzzeitige Magenreizung oder gar eine ausgeprägte Gastritis sein. Nach Entfernung des Splitters oder der Warze wird gegebenenfalls auch der Magen ausheilen. Bei der reflektorischen Verbindung zwischen dem Körper und den Füßen handelt es sich um eine in beide Richtungen verlaufende Energieströmung, die auf und ab fließt, sodass Problemfelder im Fuß entstehen können, die in der Folge organisch spürbar werden, oder sich organische Symptome in punktuellen Fußschmerzen widerspiegeln.

Machen Sie die folgende Übung öfter, sowohl im Sommer als auch im Winter. Sie hilft Ihnen, Ihre Füße bewusst wahrzunehmen, und aktiviert die energetische Aufnahmebereitschaft der Fuß-Chakras.

Übung: **Bewusstes Gehen**

- Gehen Sie im Sommer und im Herbst, wenn die Erde warm ist und sich angenehm anfühlt, frühmorgens mit nackten Füßen auf einer von Tau bedeckten Wiese oder im Garten spazieren.
- Im Winter gehen Sie mit nackten Füßen über eine frisch berieselte Schneedecke. (Sorgen Sie für ein Handtuch, warme Socken und Schuhe in greifbarer Nähe.)
- Spüren Sie die Erde, den Tau oder den Schnee unter Ihren Füßen. Spüren Sie die frische Energie der Erde nach der Nachtruhe.
- Setzen Sie einen Fuß achtsam vor den anderen.
- Gehen Sie ganz bewusst und spüren Sie die Erde, den Tau oder den Schnee unter Ihren Fußsohlen.
- Denken Sie daran, dass Sie und Ihr Körper ein Teil dieses Planeten, des Sonnensystems und des gesamten Kosmos sind.
- Im Anschluss an dieses Tau- oder Schneelaufen nehmen Sie sich noch ein wenig Zeit und meditieren mit bedeckten Füßen im Sitzen oder Stehen.
- Stellen Sie sich Ihre aktivierten Fuß-Chakras vor und nehmen Sie wahr, wie feinstoffliche Energie über die Füße in Ihren Körper aufsteigt und ihn vitalisiert.
- Spüren Sie, was es zu spüren gibt.

Dieser kleine Spaziergang im Freien wirkt wahre Energiewunder und gibt Ihrer Vitalität einen regelrechten Kick. Über die Reflexzonen werden die Funktionen sämtlicher Organe ebenso angeregt wie der Blutkreislauf. Die Fuß-Chakras kommen unmittelbar mit der feinstofflichen Energie von Mutter Erde in Berührung, die sich, wie jedes andere tagaktive Wesen auch, in der Nacht regeneriert.

Tau, Regen oder frischer Schnee sind die kosmische, feinstoffliche Energie, die sich auf der Oberfläche der Erde materialisiert und sich zum Wohl des Menschen mit der Erdenergie verbindet.

Auch im Sitzen, zum Beispiel im Büro oder in einem Restaurant, können Sie sich Ihre Fuß-Chakras bewusst machen und sie aktivieren, indem Sie sich mit einigen bewussten Atemzügen vorstellen, wie Ihre Füße in wohlig warmer Erde, warmem Matsch oder warmem Sand stehen und tief mit dem darunter liegenden Erdmantel verwurzelt sind. Die Wurzeln geben Ihnen stabilen Halt. Diese Visualisierung ist hilfreich bei aufkommender Nervosität, denn sie schenkt Ihnen augenblicklich Kraft und Zuversicht.

Wertschätzen Sie Ihre Füße auch im Alltag, indem Sie öfter an sie denken und sooft wie möglich ohne einengende Schuhe herumlaufen. Die Fuß-Chakras sind heilige Zonen, die Sie Schritt für Schritt mit feinstofflicher Lebensenergie versorgen, Sie lebendig und gesund erhalten und Ihren persönlichen Fortschritt unterstützen.

13 Hand-Chakras – Güte und Heilung

Genau wie an den Füßen befinden sich auch an den Händen Reflexzonen, in denen sich der ganze Körper widerspiegelt. Der komplette Organismus kann über eine gezielte und fachkundige Massage der Hände stimuliert werden.

Die wahre Zauberkraft der Hände aber liegt in den Hand-Chakras. Wenn Sie Ihre Hände einmal nicht nur als Greif- und Arbeitswerkzeuge wahrnehmen möchten, empfehle ich Ihnen, die folgende Übung zu machen, bevor Sie weiterlesen.

Übung: **Goldener Punkt**

- Setzen Sie sich in einen bequemen Sessel, Stuhl oder auf Ihr Meditationskissen.
- Richten Sie Ihren Rücken sanft auf, lockern Sie Ihren Nacken und Ihre Schultern und entspannen Sie Ihre Arme.
- Legen Sie Ihre Hände auf die Oberschenkel und drehen Sie die Handinnenseiten nach oben in Richtung Himmel.
- Lassen Sie Ihren Atem bewusst ein- und ausfließen.
- Spüren Sie, wie der Atem sowie die feinstoffliche Lebensenergie und Vitalität Ihren Körper durchströmen.
- Konzentrieren Sie sich auf die Mitte Ihrer Handflächen und nehmen Sie die Wärme im Zentrum Ihrer Hände wahr.

- Stellen Sie sich vor, wie in der Mitte der Handflächen je ein goldener Punkt entsteht.
- Lassen Sie den Goldpunkt mit jedem Atemzug etwas größer werden.
- Visualisieren Sie, wie dieser goldene Punkt zu leuchten beginnt und goldenes Licht aus der Mitte Ihrer Hände erstrahlt.
- Heben Sie eine oder beide Hände und drehen Sie die Handfläche(n) von sich weg.
- Senden Sie das goldene Licht aus Ihren Händen zu jemandem, dem Sie etwas Gutes tun möchten, oder:
- Segnen Sie ein Ereignis oder Pläne in Ihrem Leben mit dem goldenen Licht Ihrer Hände oder:
- Spiegeln Sie das goldene Licht aus Ihren Händen als Dank an das Universum und die Göttlichkeit zurück, die Sie beschützt und durchs Leben geleitet.
- Spüren Sie die goldene Energie in Ihren Händen und machen Sie sich bewusst, dass Sie und Ihre Hände mit dieser lichtvollen Kraft alles gestalten, kreieren und heilen können, was Sie sich wünschen.
- Abschließend legen Sie Ihre Handflächen zum Gebet aneinander.
- Spüren Sie das vereinte goldene Licht beider Hände und danken Sie der Schöpfung für diese feinstoffliche Kraft.
- Spüren Sie, was es zu spüren gibt.

Mit dieser Visualisierung können Sie Ihre Hand-Chakras aktivieren und mit Licht anreichern, das Sie auch als heilende Energie für Ihren eigenen Körper oder für andere Menschen einsetzen können. Legen Sie eine oder beide Hände auf die schmerzende Körperzone und stellen Sie sich vor, wie die goldene Energie von Ihren Händen in den Körper fließt.

Visualisieren Sie, wie sich Störungen in der betreffenden Körperzone lösen und wie Muskeln, Knochen oder Organe vitalisiert und geheilt werden. Bei akuten Beschwerden wiederholen Sie das Handauflegen einmal täglich. Bei chronischen Symptomen ist es empfehlenswert, die Heilenergie dreimal täglich fließen zu lassen.

Die Hände als Gestalter der Welt

Ihre Hände sind einzigartige Gestaltungswerkzeuge, die unendlich viele Dinge tun können: Gegenstände anfassen, bewegen und formen, Steine versetzen, filigrane Strick- oder Stickarbeiten verrichten, kochen und backen, zarte Blumenkelche ertasten, gedachte Worte, die über das Hals-Chakra zu den Händen fließen, niederschreiben, im Farbenrausch Bilder malen, Gesten formen und kommunizieren – mit und ohne Worte. Die Hände und ihre vielseitige Nutzung sind ein wichtiges Unterscheidungsmerkmal zwischen Tier und Mensch, und doch findet ihre Einzigartigkeit kaum Beachtung.

Heutzutage sehen wir die Hände tatsächlich eher als Werkzeug, denn als Heilmittel an. In alten Kulturen wie denen der Aborigines, der indianischen Stämme, der Ägypter und der indischen Völker, war es jedoch völlig selbstverständlich, die Hände als Überträger feinstofflicher Heilungsenergie von Mensch zu Mensch oder von Mensch zu Tier zu verstehen. Oft wurde dieses Handauflegen von heiligen Gesängen begleitet, um die Übertragung der feinstofflichen Schwingungen zu verstärken und den Segen der Götter zu erbitten.

Die Heilkraft der Hände

Stellt ein Arzt heute eine Diagnose, liefert er dem Patienten meist eine mehr oder weniger technische Darstellung der angezeigten Behandlungsmethode und vermittelt bestenfalls noch etwas positives Denken. Die immense Heilkraft des eigenen Körpers, die feinstofflichen Fähigkeiten und Kräfte eines jeden Menschen, werden in der modernen Medizin leider vorwiegend außer Acht gelassen und durch Apparate, Operationen und chemische Verabreichungen mehr schlecht als recht ersetzt. Der Patient verlässt sich auf den Rat und das Wissen der Ärzte und ergibt sich seinem Schicksal.

In Bezug auf Erkrankungen und das gesamte westliche Medizinsystem wird deutlich, wie linear und grobstofflich gebunden das Denken und Fühlen der meisten Menschen heute ist. Moderne medizinische Errungenschaften sind wichtig und schätzenswert, aber das Wissen um die feinstofflichen Kräfte und Energien, die jeder von uns in sich trägt, eröffnet weitere Möglichkeiten, Krankheiten zu erkennen, zu interpretieren und zu heilen – präventiv oder akut. Bei schwerwiegenden systemischen Krankheiten wie Autoimmunerkrankungen, Herzkreislaufproblemen oder Krebs ist es besonders wichtig, die Heilung mit eigenen Energien zu unterstützen, aber auch bei geringfügigen Beschwerden sind die eigenen Energieströme sehr hilfreich.

Für die Aktivierung und Energetisierung des eigenen Körpers mit Hilfe der Chakras ist etwas Geduld und regelmäßige Meditationsarbeit erforderlich, die sich aber in jedem Fall lohnen. Schließen Sie kurz die Augen und stellen Sie sich vor, wie Sie mit Ihren von Licht durchfluteten Händen etwa erschaffen, das Sie sich sehnlichst wünschen (einen Urlaubsort, ein Auto, ein Haus, ein Kind). Arbeiten Sie mit Ihrer Vorstellungskraft in Kombination mit der feinstofflichen Energie der Hand-Chakras. Stellen Sie sich immer wieder vor, wie Ihr Wunsch Realität wird und beobachten Sie geduldig, was geschieht.

Die Kommunikation mit den Händen

Mit den Händen reden. Auch das ist nicht nur möglich, sondern durchaus üblich, ob es uns nun bewusst ist oder nicht. Mit den Gesten unserer Hände haben wir eine ganze Palette nonverbaler Kommunikationsmöglichkeiten zur Verfügung, die wir einsetzen können, um Abwehr, Genehmigung, Schutzgewährung, Anspannung, Zorn, Bedrohung, Einladung, Empfangsbereitschaft und vieles mehr zum Ausdruck zu bringen. Machen Sie sich Gedanken über Ihre individuelle Gestik und definieren Sie neu, wie Sie künftig mit gütigen Gesten auf Ihre Mitmenschen wirken und einwirken möchten.

Die Hände in Mudras

Mudra ist das Sanskritwort für »Siegel« oder »Zeichen«. Mudras sind rituelle Gesten, die beispielsweise ausgeführt werden, um Ehrerbietung oder Konzentration zum Ausdruck zu bringen, auch zur Aktivierung der Heilkraft. Mit Mudras werden geistige Absichten und feinenergetische Verbindungen besiegelt und bekräftigt. Mit zahlreichen Mudras kann man die Funktion bestimmter Organe aktivieren, die Konzentration fördern oder Gottheiten anbeten. Die folgende Mudra stärkt die feinstoffliche Kraft in Ihrem ganzen Körper.

Übung: **Mudra zur Prana-Aktivierung**

- Setzen Sie sich aufrecht hin. Lockern Sie Ihre Schultern, Arme und Hände.
- Legen Sie die Hände mit nach oben weisenden Handflächen auf Ihre Oberschenkel.
- Führen Sie die Fingerkuppen von Daumen, Ringfinger und kleinem Finger der linken und rechten Hand locker zusammen.
- Strecken Sie, wenn möglich, die Zeige- und Mittelfinger aus.
- Halten Sie diese Mudra ohne Anstrengung und ohne großen Druck, damit feinstoffliche Energie fließen kann.
- Achten Sie darauf, dass Ihre Schultern weiterhin locker bleiben.
- Atmen Sie und stellen Sie sich vor, wie die feinstoffliche Lebensenergie Prana über die Hände in Ihren Körper fließt.
- Erspüren Sie, welche Körperbereiche besonders hungrig nach feinstofflicher Energie sind.
- Lassen Sie mit Hilfe dieser Mudra Prana im Körper zirkulieren – solange es nötig und heilend für Sie ist.
- Lösen Sie die Finger voneinander und legen Sie die Handflächen zum Dank aneinander.
- Spüren Sie, was es zu spüren gibt.

Wenn Sie Ihre Hände erstmals zu einer Mudra formen, mögen Sie dies als anstrengend empfinden, und Ihre Hände kommen Ihnen vielleicht steif und unflexibel vor. Verspannte Schultern und ein nur minimal aktives Hals-Chakra hängen unmittelbar mit den Händen beziehungsweise mit den Hand-Chakras zusammen. Die Arbeit mit Mudras energetisiert und flexibilisiert nicht nur Ihre Hände, sondern auch den gesamten Schultergürtel.

Machen Sie sich immer wieder bewusst, welche Kraft in Ihren Händen steckt und über welche Fähigkeiten Ihre Hand-Chakras verfügen. Hände vermögen zu greifen und verhelfen dem Geist zum Begreifen. Das Schöpfungsprinzip der Feinstofflichkeit verleiht Ihren Händen aber auch Güte und die Fähigkeit zu heilen.

14 Aura und Chakras – Vereinigung und Göttlichkeit

Im Universum hat alles seinen Platz und ist dennoch in ständiger Verwandlung begriffen. Das macht den Kosmos lebendig und lässt die Schöpfung immer neu entstehen, denn die Basis allen Lebens ist feinstoffliche Energie und nicht grobstoffliche Materie. Wir Menschen sind wie alles andere ein Teil des Universums und tun gut daran, uns dieser wahren Welt der Feinstofflichkeit zu öffnen, um uns vom materiellen Denken zu befreien und uns für eine multidimensionale Welt zu öffnen. Das ist die Heilung, nach der wir suchen.

Alles Sein ist wandelbar, und dieser Wandel kann nur in Form von feinstofflicher Energie vollzogen werden, die keine irdische Enge oder Begrenztheit kennt. Die gefühlte grobstoffliche Begrenztheit unseres irdischen Daseins bringt allerdings so viele Themen mit sich, die uns das Leben mitunter nur noch schmerzvoll erscheinen lassen. Die zeitliche Begrenzung des Lebens macht Angst, erfüllt den Alltag mit Sorgen, führt zum Horten von Geld und Gut als vermeintliche Sicherheit vor dem Tod. All diese Gier und all diese Angst sind nicht mehr nötig, wenn wir beginnen, die Welt der Feinstofflichkeit zu verstehen und anzuwenden. Alles ist möglich und alles ist machbar, wenn wir die Gesetze der feinstofflichen Energie und des feinstofflichen Austauschs erkennen und anwenden. Dann finden wir zur Vereinigung mit der Göttlichkeit.

Als abschließende Übung empfehle ich Ihnen eine intensive und sehr effektive Meditation, die ich jeden Tag ausführe, um mich von energetischen Blockaden zu reinigen und mit frischer Energie aufzuladen. Die Meditation dauert vielleicht dreißig Minuten – eine halbe Stunde, die Sie für Ihre körperliche und seelische Heilung einsetzen, die Sie der Urquelle aller feinstofflichen Energie näherbringt und die es Ihnen möglich macht, eines Tages mit dem göttlichen Licht zu verschmelzen und wahre Freude und Wonne zu erleben.

Meditation: Aura

- Stimmen Sie sich auf Ihr Meditationsritual ein.
- Entzünden Sie eine Kerze oder schlagen Sie eine Klangschale an.
- Setzen Sie sich auf Ihren Meditationsplatz und schließen Sie die Augen.
- Spüren Sie Ihren Körper und lassen Sie den Atem tief ein- und ausfließen. Konzentrieren Sie sich ganz auf den Körper.
- Richten Sie Ihre Sinneswahrnehmungen nach innen. Horchen Sie auf Ihren Herzschlag. Richten Sie Ihren Blick nach innen.
- Stellen Sie sich Ihren Körper als gläsernes Gefäß vor.
- Das Gefäß ist mit einer trüben Flüssigkeit gefüllt.
- Mit jedem Ausatmen lassen Sie in Ihrer Vorstellung einen Teil der trüben Flüssigkeit aus Ihrem Beckenraum in die Erde sickern.
- Visualisieren Sie, wie die trübe Flüssigkeit von der Erde aufgenommen und an einen passenden Ort im Universum geleitet wird.
- Stellen Sie sich vor, wie die trübe Flüssigkeit mit jedem einzelnen Ausatmen langsam aber stetig nach unten sinkt.
- Leeren Sie Ihren Kopf.
- Leeren Sie den Hals und die Schulterpartie.

- Leeren Sie den Brustraum und die Oberarme.
- Atmen Sie ein. Lassen Sie mit dem Ausatmen alles abfließen, was sich im Laufe des Tages in diesem trüben Wasser angesammelt und gelöst hat.
- Leeren Sie Ihren Bauchraum, die Unterarme und die Hände.
- Leeren Sie Ihren Beckenraum.
- Leeren Sie die Beine und Füße.
- Atmen Sie immer wieder aus, bis Ihr gläsernes Körpergefäß kristallklar und leer, rein und transparent ist.
- Genießen Sie diese Leere, Leichtigkeit und Reinheit.
- Stellen Sie sich nun Ihre Aura vor, alle Ihre Körperhüllen, die Sie wohlig warm und in schillernden Farben umhüllen wie ein göttlicher Mantel.
- Intensivieren Sie nun Ihre Einatmung.
- Mit jedem Einatmen fließt ein göttlicher Schimmer in Ihr gläsernes Körpergefäß.
- Zuerst fließt warmes, rotes Licht in Ihre Beine und in Ihr Becken.
- Dann fließt ein orangefarbener Schimmer in Ihre Hüften – solange, bis der untere Bereich Ihres Glasgefäßes vor Farbe und Licht flimmert.
- In den Bauchraum lassen Sie einen goldenen Schimmer fließen und sich wohlig ausbreiten.
- Jede Lichtschicht fügt sich zart und geschmeidig an die andere.
- Lindgrünes Licht fließt in Ihren Brustraum und breitet sich dort aus.
- In die Mitte zum Herzzentrum lassen Sie einen rosa Schimmer fließen.
- Atmen Sie tief ein und lassen Sie hellblaues Licht in Ihrem Hals- und Schulterbereich funkeln.
- Spüren Sie das Innere Ihres Kopfes und lassen Sie einen violetten Glanz dort hineinfließen.

- Atmen Sie bewusst ein und aus. Spüren Sie Ihren Körper, der nun gänzlich mit göttlichem Schimmer in allen Farben gefüllt ist.
- Spüren Sie, wie Ihre körperliche Begrenzung, die Glashülle, sich auflöst und die Farben im Inneren Ihres Körpers mit den Farben Ihrer Aura verschmelzen.
- Breiten Sie die Arme aus. Werden Sie weit und groß und leuchten Sie in den Farben des Universums.
- Verschmelzen Sie mit dem Universum und werden Sie eins mit der göttlichen Schöpfung.

Alles über die Chakras auf einen Blick

Namen, Lage und Körperzonen

Chakra	Name	Lage	Körperzone
1. Chakra	Wurzel-Chakra Muladhara	an der Spitze des Steißbeins, zur Erde gerichtet	unterer Beckenraum
2. Chakra	Sakral-Chakra Sexual-Chakra Svadhistana	in Höhe des Schambeins auf der Vorder-, und in Höhe des Kreuzbeins auf der Rückseite des Körpers	oberer Beckenraum und Sexualorgane
3. Chakra	Solarplexus-Chakra Nabel-Chakra Manipura	wenige Zentimeter oberhalb des Nabels, am Rücken in Höhe des 12. Brustwirbels	Bauchorgane und Rückenmuskeln
4. Chakra	Herz-Chakra Anahata	knapp über der Spitze des Brustbeins auf der Körpervorderseite und etwas unterhalb der Schulterblätter mittig auf der Körperrückseite	Herz, Lungenflügel und Bronchien
5. Chakra	Hals-Chakra Vishudda	in Höhe des Kehlkopfs und am oberen Ende der Halswirbelsäule	Nase, Rachen und Mund
6. Chakra	Stirn-Chakra Drittes Auge Ajna	zwischen den Augenbrauen mittig auf der Stirn und in der Mitte des Hinterkopfes	Kopfraum und Sinnesorgane
7. Chakra	Kronen-Chakra Scheitel-Chakra Sahasrara	über dem Kopf, gen Himmel gerichtet	Nervensystem und Wirbelsäule
Paarige Chakras	Fuß-Chakras	in der Mitte des Fußgewölbes und des Fußrückens	Füße und alle Körperreflexzonen
Paarige Chakras	Hand-Chakras	in der Mitte der Handfläche und der Handrücken	Hände und alle Körperreflexzonen

Heilfarben und aktivierende Töne

Chakra	Name	Heilfarbe	Ton
1. Chakra	Wurzel-Chakra Muladhara	warmes Rot	tiefes M
2. Chakra	Sakral-Chakra Sexual-Chakra Svadhistana	Orange	tiefes U
3. Chakra	Solarplexus-Chakra Nabel-Chakra Manipura	Gelb, Gold	sonores O
4. Chakra	Herz-Chakra Anahata	Rosa umhüllt von Lindgrün	voluminöses A
5. Chakra	Hals-Chakra Vishudda	Hellblau	helles E
6. Chakra	Stirn-Chakra Drittes Auge Ajna	Violett	hohes I
7. Chakra	Kronen-Chakra Scheitel-Chakra Sahasrara	Weiß	allumfassendes OM
Paarige Chakras	Fuß-Chakras	Rotbraun	-
Paarige Chakras	Hand-Chakras	Gold	-

Themen und Saatgedanken

Chakra	Name	Thema	Saatgedanke
1. Chakra	Wurzel-Chakra Muladhara	Ursprung, Urvertrauen, Selbstbehauptung	Ich bin.
2. Chakra	Sakral-Chakra Sexual-Chakra Svadhistana	Sinn und Sinnlichkeit, Schöpferkraft, Vitalität	Ich bin Leben.
3. Chakra	Solarplexus-Chakra Nabel-Chakra Manipura	Gefühl und Mitgefühl, Sympathie und Antipathie	Ich bin frei.
4. Chakra	Herz-Chakra Anahata	irdische und göttliche Liebe	Ich bin Liebe.
5. Chakra	Hals-Chakra Vishudda	Klang und Wahrhaftigkeit	Ich bin wahrhaftig.
6. Chakra	Stirn-Chakra Drittes Auge Ajna	Wahrnehmung und Weisheit	Ich bin Leere.
7. Chakra	Kronen-Chakra Scheitel-Chakra Sahasrara	Selbstverwirklichung und Lebenswonne	Ich bin Licht.
Paarige Chakras	Fuß-Chakras	Schritte und Fortschritt	Ich lasse mich von der Erde tragen.
Paarige Chakras	Hand-Chakras	Güte und Heilung	Ich heile mich.

Helfer bei Blockaden

Chakra	Name	Ätherische Öle	Edelsteine
1. Chakra	Wurzel-Chakra Muladhara	Tanne Zeder Zimt	Granat Rubin
2. Chakra	Sakral-Chakra Sexual-Chakra Svadhistana	Orange Blutorange Myrrhe	Karneol Rote Koralle
3. Chakra	Solarplexus- Chakra Nabel-Chakra Manipura	Lavendel	Goldtopas Tigerauge Bernstein
4. Chakra	Herz-Chakra Anahata	Rose	Smaragd Rosenquarz
5. Chakra	Hals-Chakra Vishudda	Zitronengras	Chalcedon Aquamarin Sodalith
6. Chakra	Stirn-Chakra Drittes Auge Ajna	Eukalyptus citriodora Douglasie Grapefruit	Saphir Lapislazuli
7. Chakra	Kronen-Chakra Scheitel-Chakra Sahasrara	Weihrauch	Bergkristall Diamant
Paarige Chakras	Fuß-Chakras	Rosmarin	Flussachat
Paarige Chakras	Hand-Chakras	Weihrauch	Jade

Verzeichnis der Übungen

Kapitel 10
Stirnklang
»Ich bin Leere«
Die Farbe Violett

Kapitel 11
Kronenklang
»Ich bin Licht«
Göttliches Licht

Kapitel 12
Bewusstes Gehen

Kapitel 13
Goldener Punkt
Mudra zur Prana-Aktivierung

Kapitel 14
Aura

Kontakt zur Autorin

Die Autorin bietet Chakra-Arbeit in Einzelsitzungen an (auch über Skype). Sie hält Vorträge und Workshops über Chakra-Aktivierung und -Heilung. Wenn Sie Interesse an einem Workshop in Ihrer Heimatstadt haben und ein Treffen organisieren möchten, nehmen Sie bitte Kontakt auf:
www.birgitfelizcarrasco.com

Kamingespräch mit der geistigen Welt

Menschen aus sechs Ländern steuerten Fragen zu diesem außergewöhnlichen Projekt bei. Die Antworten der Geistigen Welt gelten Themen des täglichen Lebens ebenso wie politischen und ökologischen Problemen. Sie erhellen alle Bereiche des menschlichen Daseins – die zeitlos gültigen, wie das Leben nach dem Tod, ebenso wie die hochaktuellen, krisenhaften Ereignisse unserer irdischen Gegenwart. Viele Geheimnisse des Lebens werden offenbart.

Mit diesem Buch wird es möglich, diese einzigartigen Abende mit ihren wegweisenden Antworten in aller Muße nachzulesen und auf sich wirken zu lassen. Ein Geschenk der wahren Einsicht und spirituellen Erhebung: tröstlich, überraschend, herausfordernd – und immer klar und deutlich gesprochen.

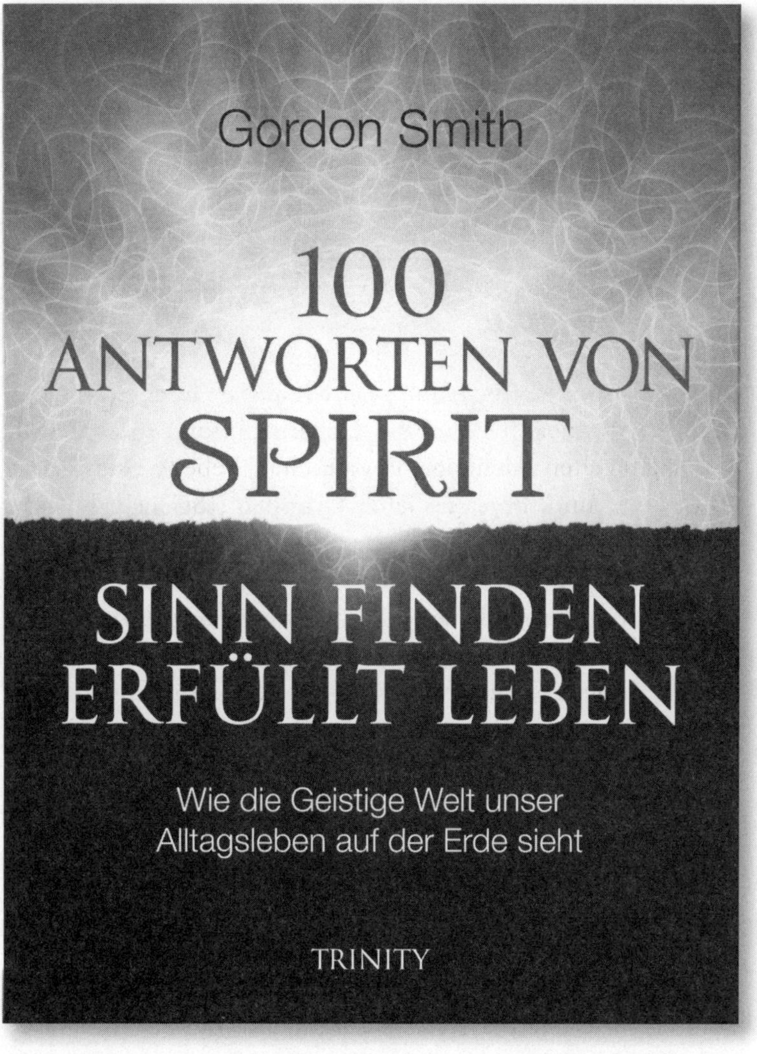

176 Seiten, laminierter Pappband
16,99 € (D) / 17,50 € (A) / 24,50 sFr
ISBN 978-3-941837-89-8

»Das Alphabetisierungsprogramm für gesunde Ernährung, auf das die Welt gewartet hat.«

Prof. Dr. Colin Campbell, Autor der *China Study*

Müssen wir alles vergessen, was wir bisher über Ernährung gehört haben? Ja, sagen die Experten hinter *Gabel statt Skalpell*. Als unabhängige Wissenschaftler sehen sie keinen Grund, auf die Interessen jener Gruppen Rücksicht zu nehmen, die für den Niedergang der Volksgesundheit in den Industrienationen verantwortlich sind – und die daran auch noch Milliarden verdienen. Und sie treten den Beweis dafür an, dass durch eine simple und kostengünstige Maßnahme die Schäden an Gesundheit und Umwelt rückgängig gemacht werden können: die Umstellung unseres Speiseplans auf eine Vollwerternährung, frei von tierischem Eiweiß.

Wie das funktioniert, zeigt dieses Praxisbuch:

- Tipps zu Einkauf, Lagerung und Verarbeitung gesunder Lebensmittel
- Ernährungsplan für Menschen, die schlank, fit und gesund bleiben bzw. werden wollen
- Rezepte, die das Wasser im Munde zusammenlaufen lassen

Mehr über unsere Bücher
www.scorpio-verlag.com

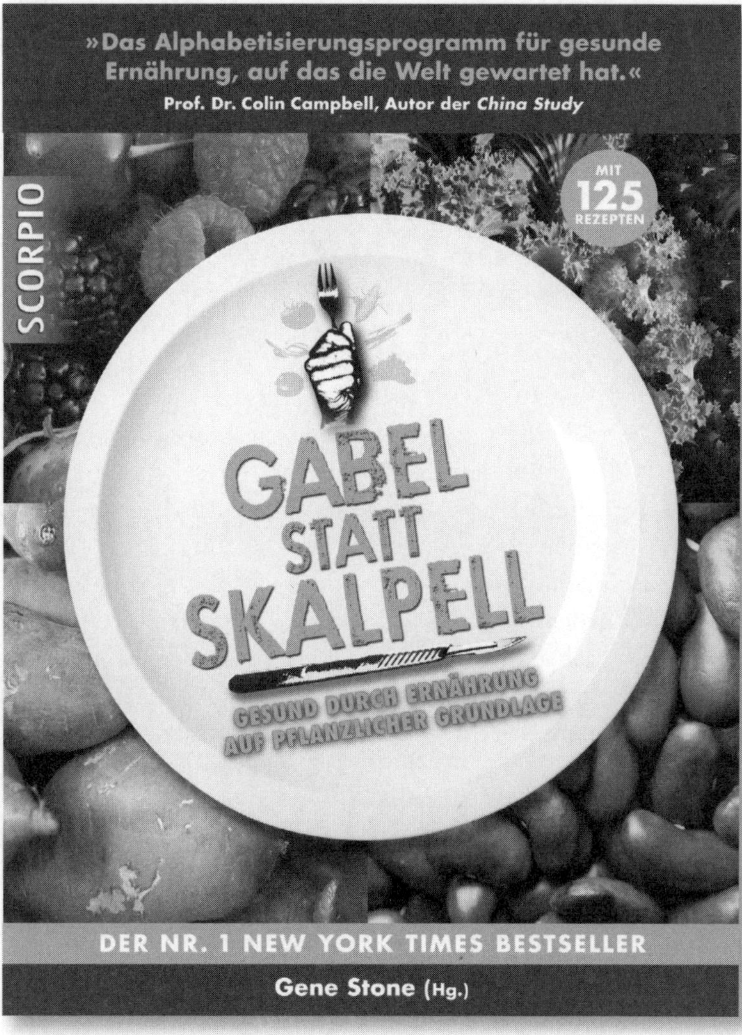

224 Seiten, Klappenbroschur
17,99 € (D) / 18,50 € (A) / 25,90 sFr
ISBN 978-3-943416-25-1